Luise Reddemann

Eine Reise von 1000 Meilen beginnt mit dem ersten Schritt

Das Buch

Der erste Schritt ist nicht immer einfach. Wenn wir uns niedergeschlagen fühlen, wenn Sorgen uns belasten, dann entsteht manchmal das Gefühl festzustecken. Luise Reddemann hat viele Menschen auf dem Weg aus der Dunkelheit begleitet – und bemerkt, dass für jeden und jede der erste Schritt anders aussehen kann. Manche brauchen eher Ruhe, andere Power und Aktivität. Umso bedeutsamer ist es herauszufinden, was für einen selbst wichtig und richtig ist. Und der Weg zu dieser Erkenntnis gestaltet sich für alle ähnlich: Es gilt, sich auf das Gute, das Gelingende zu besinnen, anzuknüpfen an Erfahrungen, mit denen wir einverstanden sind. Denn nichts ist nur schwarz. Entdecken wir die Nuancen, können wir langsam die Reise in eine hellere Zukunft beginnen. Hin zu unseren inneren Ressourcen, zu Lebensfreude und Kraft. Dabei helfen uns nicht nur Methoden und Übungen, sondern auch die letztendliche Gewissheit, dass wir uns getragen fühlen können. Luise Reddemann integriert die Spiritualität ganz bewusst in ihr Konzept – aus ihrer langjährigen Erfahrung als Ärztin und Psychotherapeutin heraus. So ist ein einfühlsamer Wegbegleiter entstanden, der sich längst als Klassiker etabliert hat.

Die Autorin

Prof. Dr. med. Luise Reddemann ist Psychoanalytikerin, Fachärztin für Psychotherapeutische Medizin und erfolgreiche Buchautorin. Viele Jahre leitete sie die Klinik für psychotherapeutische und psychosomatische Medizin des Ev. Johannes-Krankenhauses in Bielefeld. Ihr Interesse galt von Anfang an der Behandlung von Menschen mit Traumatisierungen. Im Laufe der Zeit entwickelte sie daraus die „Psychodynamisch Imaginative Traumatherapie“ (PITT).

Luise Reddemann

Eine Reise von 1000 Meilen beginnt mit dem ersten Schritt

Seelische Kräfte entwickeln und fördern

HERDER

FREIBURG · BASEL · WIEN

Für Heiner

MIX
Papier | Fördert gute Waldnutzung
FSC® C014496

Taschenbuchausgabe 2020

Titel der Originalausgabe:
Eine Reise von 1000 Meilen beginnt mit dem ersten Schritt

Bei Fragen zur Produktsicherheit wenden Sie sich an
produktsicherheit@herder.de

Umschlaggestaltung: Verlag Herder
Umschlagmotiv: © sharply_done / iStock / Getty Images

Herstellung: GGP Media GmbH, Pößneck

Printed in Germany

ISBN: 978-3-451-03254-7

Inhalt

Einleitung

Dieses Buch soll Menschen, die Schweres erlebt haben und die Unterstützung suchen, helfen, wieder Boden unter die Füße zu bekommen. Es kann keine Therapie ersetzen, dort, wo sie nötig ist, sie aber unterstützen.

Während man sich seit dem Aufkommen der wissenschaftlichen Medizin überwiegend mit dem Kranken, der Pathologie, also der Lehre vom Krankmachenden, beschäftigte, wird zunehmend ein uraltes Wissen wiederentdeckt, nämlich das der Widerstandskräfte. Seelische Widerstandskraft ist das Zauberwort, das erklärt, warum manche Menschen auch mit extremen Belastungen fertigwerden, unter denen andere zu zerbrechen scheinen.

Die gute Nachricht dabei ist, dass man Widerstandskraft erwerben, genauer: einüben kann, denn es handelt sich bei genauer Betrachtung um ganz »normale« Dinge, wie mutig sein, Geduld haben, die richtigen Dinge zur richtigen Zeit tun usw. Oft hat es mit Nichtwissen zu tun, mit dem Festhalten an wenig nützlichen Vorstellungen und Konzepten, wenn diese Kräfte sich nicht entfalten.

Als junge Ärztin habe ich nichts über *Resilienz* – das ist das Fachwort für Widerstandskraft – gelernt, auch nicht über den Schwesterbegriff *Salutogenese,* das ist die Lehre von den Bedingungen, die gesund machen oder Gesundheit erhalten. Immer noch erfahre ich, dass vielen meiner Kolleginnen und Kollegen diese Begriffe fremd sind.

Dennoch kennt jede Ärztin und jeder Arzt Patienten, die auch von schwersten Leiden genesen, die mit schweren Schicksalsschlägen fertigwerden. Ist die Frage nicht interessant, welche Bedingungen es sind, die dazu beitragen, dass diesen Menschen das gelingt? Wenn man untersucht, was Menschen hilft, zu genesen und zu heilen, kann man Menschen auch helfen, dieses Wissen anzuwenden.

Es sei aber betont, dass dieses Wissen nicht dazu missbraucht werden sollte, Menschen zur Selbstoptimierung zu zwingen, um damit von Ungerechtigkeit und sozialer Ungleichheit abzulenken.

Aaron Antonowsky war einer der Urväter der Forschung zu Resilienz, und er hat gefordert, dass wir uns in der therapeutischen Arbeit auf die Stärkung der gesunden Anteile eines Menschen konzentrieren und uns vom alleinigen Kampf gegen das Kranke abwenden. Auf ihn beziehe ich mich genauso wie auf die Heilerin Susun Weed, deren Buch »Heil-Weise« eine große Bereicherung für mich darstellt. Sie bezieht sich auf die uralte Tradition der Weisen Frauen. Die Weisen Frauen haben ihr Wissen mündlich weitergegeben, deshalb ist vieles davon in Vergessenheit geraten. Dennoch ist es vorhanden und kann wieder zum Leben erweckt werden. Weed geht noch über Antonowsky hinaus, wenn sie empfiehlt, dass wir alles in »Nahrung« für uns verwandeln können, auch das Schmerzliche. Darauf werde ich ebenfalls immer wieder zurückkommen. Schließlich fühle ich mich besonders von einer Sichtweise inspiriert, dass wir eigentlich vollkommen sind und dass es die Momente der Freude und der Inspiration sind, in denen wir unserer Vollkommenheit begegnen können. Diese grundlegende Einstellung wird ebenfalls meine Überlegungen begleiten.

Ich schreibe in diesem Buch auf, was ich in den letzten Jahren durch die Arbeit mit meinen Patientinnen und Patienten erfahren und gelernt habe. Ihnen habe ich am meisten zu danken. Bereitwillig haben sie mir ihr Wissen, ihre Fragen, ihre Zweifel und ihre Erfahrungen zur Verfügung gestellt, und bereitwillig haben sie Dinge erprobt, die ich ihnen vorschlug, so dass daraus immer wieder neue Erfahrungen für sie und mich wurden, über die ich jetzt berichten kann.

Als ich dieses kleine Buch begann, hatte ich kurz zuvor die Leitung einer Klinik beendet und damit auch die Begleitung vieler Patientinnen und Patienten. Das Büchlein war auch als eine Art Abschiedsgeschenk und Dank gedacht. Es ging mir darum, in einfachen Worten Dinge zu erklären, die mir am Herzen lagen: dass man auf sich selbst hören sollte, dass es helfen kann, mit sich selbst geduldig zu sein, dass Innehalten – statt des damals immer mehr in Mode kommenden Begriffs der Achtsamkeit – hilfreich ist, und dass man erst dann, wenn man innehält etwas über sich selbst gründlicher erfahren kann.

»Eine Reise von 1000 Meilen beginnt mit dem ersten Schritt« hat inzwischen mehr Menschen erreicht, als ich erwartet habe. Es scheint eine gute Unterstützung dabei zu sein, sich in kleinen Schritten intensiver mit sich zu beschäftigen. Denn meine Idee war es auch, kleine Anregungen zu geben, so dass diese aufgegriffen werden konnten und nicht sofort ein Gefühl der Überforderung aufkommen musste.

Was ich hier zu Papier gebracht habe, ist nicht als Ratgeber gedacht, sondern als ein freundlicher Begleiter, den man gelegentlich oder regelmäßig bitten kann, hilf mir, etwas über mich herauszufinden. Ich möchte der Leserin bzw. dem Leser Mut machen, einen ureigenen Weg zu finden.

Jeder Mensch ist einmalig. Deshalb kann es nichts geben, was immer für alle gilt. Dennoch kann man auch aus Erfahrungen anderer und auch von der Forschung auf bestimmten Gebieten lernen oder sich etwas abschauen. Prüfen Sie, was Sie für sich verwenden können auf Ihrem Weg zu mehr seelischer Widerstandskraft. Lesen Sie das Buch ganz so, wie Sie möchten. Vom Anfang bis zum Schluss oder nach Stichworten. Oder Sie schlagen irgendeine Seite auf und schauen, ob Sie dort etwas für Sie Brauchbares entdecken.

Wichtig ist, dass Sie das eine oder andere ausprobieren.

Ich nenne es Innehalten, wenn ich Ihnen vorschlage, etwas auszuprobieren. Meist geht es darum, Dinge genauer wahrzunehmen, genau hinzusehen. Dazu braucht es die Bereitschaft, innezuhalten.

Wenn Sie alles in diesem Buch erproben wollen, was ich Ihnen vorschlage, wird das einige Zeit beanspruchen. Haben Sie also bitte Geduld. Wählen Sie das aus, was Ihnen spontan zusagt.

Ich empfehle Ihnen, konzentrieren Sie sich eher auf die Dinge, die Ihnen leicht fallen, und kümmern Sie sich nicht andauernd um Ihre Schwächen. Die werden dann oft wie von selbst milder. Ähnliches steht auch bereits im Weisheitsbuch des I Ging, das vor tausenden von Jahren entstand: Wie überwindet man das »Böse«? Durch beharrliches Tun des »Guten«. (Die Anführungszeichen stammen von mir. Prüfen Sie für sich, was für Sie das »Böse« bzw. das »Gute« ist.)

Sowohl die Forschungsergebnisse der »Positiven Psychologie« wie die der Resilienz- und Salutogeneseforschung, die sich alle mit dem beschäftigen, was Menschen hilft, gesünder und stärker zu werden, untermauern vieles, was ich im Lauf der Jahre in der praktischen Arbeit mit meinen Patientinnen und Patienten gefunden habe.

Das Buch ist in drei große Abschnitte gegliedert. Im ersten geht es darum, das, was ist, liebevoll anzunehmen, im zweiten eher um grundlegende Möglichkeiten, innere Kräfte zu entwickeln und zu stärken. Im dritten sollen einzelne Themen, die Patientinnen und Patienten von mir immer wieder für wesentlich gehalten haben, angesprochen werden, darunter auch einiges Grundlegende zu den Begriffen Resilienz, Flow und Salutogenese.

Wahrscheinlich ist alles, was uns heute helfen könnte, schon einmal gedacht, gesagt, aufgeschrieben und getan worden. Mir erscheint es ermutigend, mir vorzustellen, dass und wie viele andere vor mir sich ähnliche Fragen gestellt haben, von ähnlichen Nöten geplagt waren und ihre Antworten gefunden haben. Daher schreibe ich Ihnen auch Texte auf, die für mich inspirierend sind. Vielleicht sind sie es auch für Sie.

Weil schon so vieles, wenn nicht alles, gesagt wurde, gebe ich Ihnen am Ende des Buches Empfehlungen zum Weiterlesen und Vertiefen.

Bitte bedenken Sie auch: Leben lernt man nicht aus Büchern, Leben lernt man dadurch, dass man lebt. Und das tun Sie so oder so. Wenn Sie es bewusster und leichter tun wollen, finden Sie hier einige Anregungen.

Ich wünsche Ihnen alles Gute!

Liebevoll annehmen, was ist

Wenn Sie das Gefühl haben, »am Boden« zu sein

Vielleicht ist es dieses Gefühl, diese Erfahrung, die Sie veranlasst hat, zu diesem Buch zu greifen.

Es könnte sein, dass ich Ihnen Dinge sage, die Sie längst wissen. Es könnte auch sein, dass ich hier einiges zur Sprache bringe, was Sie verwundert oder sogar bestürzt. Deshalb bitte ich Sie, betrachten Sie meine Worte als Anregungen, die Sie annehmen, aber genauso gut ablehnen können. Nur Sie allein wissen, was jetzt in diesem Moment für Sie richtig und hilfreich ist. Menschen sind sehr verschieden, es gibt nicht *den* Weg für alle. Auch mein Wissen und meine Erfahrungen sind beschränkt, deshalb kann es sehr gut sein, dass ich Sie überhaupt nicht erreichen kann, weil Sie Dinge erfahren und erlebt haben, die ich nicht kenne.

In diesem Kapitel, aber auch später immer wieder, werde ich jeweils zwei Seiten einer Medaille darstellen. Das wird Sie vielleicht zu der Frage veranlassen: »Was ist denn jetzt richtig?« Meine Antwort: Vermutlich *sowohl das eine wie das andere.* Als Menschen leben wir in der Dualität und in der Polarität der Dinge. Dualität und Polarität lassen sich – vorübergehend! – auflösen, wenn wir erleben können, dass beides zusammengehört, aber nicht dadurch, dass wir den einen oder den anderen Teil aus unserem Bewusstsein verbannen.

Dazu eine kleine Geschichte, die ich sehr mag:

> Ein Mann und eine Frau kommen zum Rabbi, weil es schlecht steht um ihre Ehe. Erst beklagt sich der Mann, und der Rabbi sagt: »Du hast Recht.« Dann beklagt sich die Frau, und der Rabbi sagt: »Du hast Recht.« Da sagen beide: »Rabbi, du bist verrückt.« Da sagt der Rabbi: »Ihr habt Recht.«

Es braucht also ein wenig Bereitschaft zum Verrücktsein – nämlich, die Dinge aus einer anderen Perspektive zu betrachten, eben zu ver-rücken, um neue Erkenntnisse zu gewinnen.

Beide haben Recht, sie sehen aber nicht das Leiden des anderen, weil sie ganz auf ihr eigenes fixiert sind, und genau dadurch befinden sie sich in einer scheinbar unauflösbaren Situation.

Unsere innere Situation lässt sich damit vergleichen: Wir haben kein Verständnis für die andere Seite in uns. Der gesunde Teil will oft nichts von dem kranken Teil und dessen Potenzial wissen, der kranke aber häufig auch nichts von den Möglichkeiten der gesunden Seite. Können wir anerkennen, dass beide Seiten Recht haben, erschließen sich uns neue Möglichkeiten.

Keine Verurteilung
Wenn Sie sich am Boden fühlen, bitte ich Sie zuallererst: Verurteilen Sie sich nicht dafür. Auch wenn Sie nicht verstehen, warum es so ist, auch wenn Ihnen andere sagen, Sie hätten dieses oder jenes tun oder lassen sollen, dann wäre alles anders: Verurteilen Sie sich nicht!

Weiter unten werde ich erklären, warum wir verurteilen, dennoch ist es selten hilfreich.

Hat sich in Ihrem Leben je etwas in die gewünschte Richtung entwickelt, weil Sie sich selbst verurteilt haben?

Es könnte lohnend für Sie sein, dass Sie sich damit beschäftigen zu unterscheiden: *Verurteilung ist nicht das Gleiche wie der Wunsch, dass sich etwas ändern möge.* Manche meinen, wenn ich das jetzt nicht verurteile oder ablehne, dann ändert sich nichts. Das ist ein Irrtum. Verurteilung bewirkt keine Veränderung. Verurteilung bewirkt Leid und Leiden.

Wenn Sie sich selbst dafür verurteilen, dass Sie jetzt Angst haben oder depressiv sind, dann wird das Problem, das Sie so gerne los sein möchten, höchstwahrscheinlich schlimmer.

Warum ist das so?

Stellen Sie sich vor, es wäre in Ihnen ein Teil, der aus unbekannten Gründen depressiv, ängstlich usw. ist. Und dann gibt es Sie, die/der gesund sein will. Diese beiden Teile kämpfen gegeneinander. Ein Teil sagt: Ich bin krank, ich bin krank, ich bin krank, der andere Teil sagt: Ich will gesund sein, ich will gesund sein, ich will gesund sein. Verstehen sich diese beiden? Wohl kaum. Was kann eine Lösung sein? Dass die beiden miteinander sprechen. Der Teil, der sich krank fühlt, sollte z.B. die Chance bekommen, darüber zu berichten, was ihn krank macht, bekümmert, ängstigt; der andere Teil sollte aber ebenso ernst genommen werden mit seinem Wunsch nach Gesundheit.

Werden diese Teile etwas voneinander erfahren, wenn sie sich gegenseitig verurteilen? Wenn sie nichts voneinander erfahren und lernen, wird die Kluft immer größer und dadurch vergrößert sich meist auch das Leiden.

Wenn Sie im äußeren Leben mit jemandem besser zurechtkommen wollen, hilft es auch nicht, den anderen abzulehnen und zu verurteilen. Im Innern ist es genauso. Der große Psychoanalytiker Arno Gruen schreibt darüber, wie schwer es uns fällt, das »Fremde in uns« anzunehmen. Meist ist für uns das Kranke auch das Fremde. Wir wollen es nicht, wir kennen es nicht. Wir haben gelernt, dass wir immer gesund, fit, jugendlich usw. zu sein haben. Haben wir allgemein verbindliche Modelle dafür, dass auch Kranksein, Schwachsein eine Berechtigung haben? War es nicht die meiste Zeit lästig im günstigeren Fall oder gar verpönt im ungünstigeren?

In Deutschland ist es zwar mittlerweile zwei Generationen her, dass Kranke und Schwache getötet wurden, jedoch hat unser kollektives Gedächtnis möglicherweise mehr davon bewahrt als uns bewusst lieb ist. Auch deshalb, weil wir uns mit dieser dunklen Seite unserer Geschichte noch zu wenig auseinander gesetzt haben. Nicht selten haben wir gefunden, dass diejenigen unserer Patientinnen und Patienten, die sich selbst am meisten mit ihren Schwächen verurteilten, aus einer Familie stammten, in der es eine traumatische Geschichte gab im Umgang mit Schwerkranken oder Behinderten.

Wir haben alle diese Geschichte, diese Einstellungen und die damit zusammenhängenden Ängste »in den Knochen«, ob wir es wissen oder nicht.

Es ist noch gar nicht lange her, dass in Deutschland das Ideal galt, »reiß dich zusammen« (das wird heute zwar immer noch gesagt, aber es ist kein Ideal mehr), oder sei »hart wie Kruppstahl«, insbesondere für Jungen und Männer.

Wenn Sie jetzt denken, Sie können aber nicht anders, als zu verurteilen: Tun Sie es, aber tun Sie es bewusst! Dann bitte ich Sie genau zu beobachten, wie es sich auf Sie auswirkt, wenn Sie sich verurteilen, und was geschieht, wenn Sie es einmal nicht tun. Ziehen Sie dann bitte selbst Ihre Schlüsse daraus.

Urteilsfähigkeit ist etwas sehr Wichtiges. Sie hilft uns zu unterscheiden. Verurteilen ist insoweit eine Extremform unserer Urteilsfähigkeit.

Dass das eine als angenehm und das andere als unangenehm erlebt wird, kann damit zu tun haben, dass wir im Fall von Verurteilung uns mehr von Angst und Ablehnung leiten lassen, während wir, wenn wir unsere Fähigkeit zum Urteilen liebevoll einsetzen, zu mehr Klarheit gelangen.

Es ist in Ordnung, aus Angst zu handeln! Leider geht es uns damit aber meist nicht gut. Was meine ich in diesem Fall mit »aus Angst handeln«?

Es gibt tief sitzende Ängste, die uns nicht einmal bewusst zu sein brauchen: Dass wir uns nicht geliebt fühlen, dass wir fürchten, die Liebe wichtiger Menschen zu verlieren, dass wir fürchten, verletzt zu werden oder, schlimmer noch, zu sterben. Wenn wir nun mit jemandem oder etwas zu tun haben, das in uns diese Ängste anspricht, so greifen wir – auch wieder oft unbewusst – zu Verteidigungsmaßnahmen. Eine zentrale ist, das, wovon man sich in irgendeiner Art bedroht fühlt, abzuwerten und zu verurteilen.

Stellen Sie sich vor, tief in Ihnen wäre eine Angst, Sie wären nicht mehr liebenswert, wenn Sie sich schwach zeigen. Dann werden Sie vielleicht nicht nur vermeiden, schwach zu sein, sondern Schwäche allgemein ablehnen und verurteilen. Sie können vielleicht dabei nun auch ein Bemühen erkennen, das eigentlich dem Schutz vor Liebesverlust dient.

Das heißt, wenn wir genauer hinsehen, verfolgen wir mit unserer Tendenz zu verurteilen sogar »gute« Absichten, wir möchten uns schützen.

Wenn Sie sich die Mühe machen, einander widersprechende Teile mehr miteinander ins Gespräch zu bringen, werden Sie häufiger entdecken, dass ganz am Ende die Ansichten beider Seiten ihre Berechtigung haben können und dass dadurch etwas verständlicher wird. An diesem Punkt angelangt, kann es dann leichter werden, etwas zu ändern.

Jetzt könnten Sie zum Beispiel dem Teil, der verurteilt, sagen: Ich weiß, du willst mich eigentlich schützen, weil du denkst, wenn ich Schwäche zeige, passiert etwas Schlimmes. Bitte mach dir keine Sorgen, denn selbst wenn du und ich die Liebe von … verlieren, geht davon die Welt nicht unter. Wir können uns ja gegenseitig unterstützen.

Sich das Klagen erlauben

Wir haben keine Kultur des Klagens. Viele tun es, jammern, auch an Stellen, wo sich andere fragen, ob das gerechtfertigt ist, das ist aber nicht Ausdruck einer Kultur, sondern einer Not.

Stellen Sie sich vor, es gäbe einen Ort, z.B. eine Klagemauer, wo Sie einmal alles, was Sie beschwert, bekümmert, belastet, ausdrücken dürften. Wie würden Sie sich dann fühlen? Denken Sie, das könnte Sie erleichtern? Falls das der Fall ist, bitte ich Sie, weiter unten (s. S. 164) die Übung zur Klagemauer zu lesen und, wenn möglich, auch zu machen.

Wenn Sie sich erlauben zu klagen, bekommen Sie den Kopf wieder frei. Wenn Sie sich aber das Klagen dauernd verbieten, wird es sich durch die Hintertür wieder bemerkbar machen.

Ich wünsche Ihnen, dass Sie sich nicht von den Ansichten scheinbar wohlmeinender Menschen davon abhalten lassen, Ihre Klagen zu formulieren und laut auszusprechen. Sich Zeit und Raum fürs Klagen zu nehmen heißt allerdings nicht, von früh bis spät zu klagen.

Es könnte hilfreich sein, wenn Sie sich überlegen, wie viel Zeit am Tag Sie sich fürs Klagen nehmen möchten. Wenn Sie es für richtig halten, das lieber ganz für sich zu tun, könnten Sie z. B. in den Wald gehen oder an einen Ort, wo grade niemand ist.

Ich habe meine Klagen meist an Gott gerichtet. Ich spreche dann laut mit ihm und beklage mich so lange, bis ich das Gefühl habe, jetzt ist es gut. Manchmal dauert das kaum eine Minute, manchmal dauert es auch eine halbe Stunde.

Wenn ich mich »ausgeklagt« habe, fühle ich mich frei und kann meist erkennen, dass es auch Gründe gibt, dankbar zu sein und mich zu freuen. Solange ich mir das Klagen nicht erlaube, geht das nicht.

INNEHALTEN

Probieren Sie nun selbst aus, wie es bei Ihnen mit dem Klagen steht.

Tun Sie es so oft, wie Sie es bräuchten? Oder vielleicht sogar nie, weil Sie meinen, Sie müssten »die Zähne zusammenbeißen«? Oder klagen Sie von früh bis spät, aber immer mit schlechtem Gewissen? Das erleichtert Sie vermutlich nicht. Wenn Sie Dinge mit schlechtem Gewissen tun, bringt es im Allgemeinen keinerlei Erleichterung oder Beruhigung, weil Sie sich den Raum, den Sie eigentlich bräuchten, dauernd selbst wieder nehmen.

Anschließend können Sie, wenn Sie wollen, all Ihre Klagen in Wünsche verwandeln. Wie geht es Ihnen damit?

Dieser Gedanke mag Sie verblüffen. Wie kann Krankheit »nährend« sein?!

Von Susun Weed, die ich in der Einleitung bereits erwähnt habe, habe ich diesen Gedanken zum ersten Mal in aller Deutlichkeit gehört. Sie berichtet davon, dass die Frage der »Weisen Frau«, der Heilerin, lautet: »*Womit* nährt mich dies oder jenes«, und weniger die häufig und oft unbeantwortbare Frage: »*Warum* plagt mich dies oder jenes?«

INNEHALTEN

Daher lade ich Sie ein, sich diese Frage zu stellen. Welche Dinge erhalten Sie durch die Erkrankung, die Sie anders nicht oder weniger erhalten? Ist es mehr Distanz von Menschen und Dingen, die Ihnen zu viel wurden; mehr Zuwendung von Menschen, die jetzt, wo Sie krank sind, Sie vielleicht besuchen, Sie anrufen etc.; mehr Verständnis, wie tüchtig und engagiert Sie sind und dass Sie vermisst werden; mehr Ablehnung? Es wird Sie verwundern, wenn ich mehr Ablehnung als »Nahrung« bezeichne. Wenn Sie sich fragen, ob die Erfahrung von Unverständnis und Ablehnung auch zu mehr Klarheit in Beziehungen führen könnte, dann könnte Ablehnung eine zwar bittere, aber notwendige Nahrung sein.

So kann also Krankheit durchaus ihre nützlichen und uns nährende Seiten mit sich bringen.

Wenn Sie entdecken können, dass Ihr derzeitiges »am Ende sein« Sie mit etwas nährt, können Sie sich als Nächstes fragen, ob Sie das so weiter wollen oder ob Sie sich die Nahrung auf andere Art und Weise beschaffen wollen. (Um im Bild zu bleiben: Man kann zu

McDonald's gehen oder in ein Feinschmeckerlokal oder sich zu Hause selbst etwas kochen. Alles nährt, aber das eine oder das andere könnte mehr oder weniger angenehm sein ...)

Die Unmessbarkeit von Leid und Leiden

Leid und Leiden kann man nicht messen. Deshalb hilft es meist wenig, wenn man sich mit anderen vergleicht. Oder wenn jemand anderes sagt, stell dich nicht so an, das ist doch »halb so schlimm«. Oft fühlt man sich dann gekränkt. Der andere kann gar nicht wissen, was es heißt, jetzt diesen Schmerz zu erleben.

Jeder kann nur in seinen eigenen Schuhen stehen, sagt eine indianische Weisheit. Auch wenn wir sehr mitfühlend sind, können wir nie ganz erfassen, was in einem anderen Menschen vor sich geht, so dass wir auch nie ganz den Schmerz eines anderen nachvollziehen können.

Das ist die eine Seite der Medaille.

Die andere ist, dass wir uns vielleicht kollektiv daran gewöhnt haben, das Leiden zu verherrlichen, es so normal zu finden, dass wir gar nicht auf den Gedanken kommen, es könnte auch ganz anders sein. Vor allem vergessen wir, wenn wir sehr im Leid verstrickt sind, dass das nur die eine Hälfte des Lebens ist. Eine, die gewiss ist, aber eben doch nur die eine Hälfte. Deshalb hilft es manchmal, wenn man sich klar macht, dass es anderen noch viel schlechter geht. Man erinnert sich dann daran, was man selbst alles Gutes im Leben hat.

INNEHALTEN

Untersuchen Sie, wie es bei Ihnen ist: Sollten Sie eher anerkennen, dass es schlimm ist, oder steht bei Ihnen an, sich zu sagen, dass Ihr Leiden nicht alles in Ihrem Leben ist?

Nur Sie selbst können wissen, welcher der beiden Wege für Sie in diesem Moment zu gehen ist. Manchmal ist es sinnvoll, beide Wege ein Stück zu gehen, um zu erfahren, welcher Weg der geeignete für einen ist. Und es kann auch einmal so und ein andres Mal so sein!

Perspektivenwechsel

Hier möchte ich Ihnen einen Text zur Verfügung stellen, den ich von irgendwoher über E-Mail erhalten habe. Quelle unbekannt. Sie kennen das sicher auch, dass es irgendwelche Texte gibt, die die Runde machen, und am Ende weiß keiner, woher sie kommen.

Hier der Text, der auf humorvolle Weise deutlich macht, wie viel es ausmacht, wenn man eine andere Perspektive einnimmt. Es ist auch eine Art, verrückt zu sein wie die alte Dame in diesem fiktiven Brief, und vielleicht denken manche, dass ich ein wenig verrückt bin, so etwas zu veröffentlichen.

Lieber Tim,

gestern war ich im Gottesdienst und hörte eine sehr schöne Predigt. Anschließend entdeckte ich einen Sticker mit der Aufschrift: »Hupe, wenn du Jesus liebst.« Den habe ich mir gleich an die Stoßstange geklebt. Dann fuhr ich los und kam zu einer Ampel. Ich war noch ganz mit der Predigt beschäftigt und bemerkte nicht, dass die Ampel auf Grün gesprungen war. Was denkst du, was ich für eine Freude hatte, als hinter mir ganz viele hupten. So viele Menschen liebten also Jesus. Ich war ganz entzückt und hupte zurück. Da war ein Mann in einem Auto, der zeigte mir seinen dritten Finger. Ich fragte meinen Enkel, der bei mir im Auto war, was das wohl zu bedeuten habe, und der meinte, das sei ein hawaiianischer Segensgruß. Du kannst dir denken, lieber Tim, was ich da für eine Freude empfand, dass ich erst den Sticker und dann auch noch diesen Gruß entdeckt habe. Ich grüßte den Mann also auf die gleiche Weise freundlich zurück. Dann fuhr ich los. Leider konnte hinter mir nur noch einer über die Kreuzung fahren, denn ich hätte mich so gefreut, noch länger mit diesen lieben Menschen, die alle Jesus liebten, zusammen zu sein.

Stellen Sie sich vor, Sie würden die Dinge auf einmal völlig anders als gewohnt betrachten. Sie sähen die Dinge in einem anderen Licht. Das heißt, Sie würden den Dingen eine andere Bedeutung geben (das Hupen der anderen z. B. wäre dann eine liebevolle Geste, der »Stinkefinger« ein hawaiianischer Segensgruß).

Was würde dann aus Ihrer Einstellung Ihrem Leiden gegenüber? So sagen viele, dass Leiden wichtig ist, um sich zu entwickeln, dass leidvolle Erfahrungen zu wichtigen Entwicklungsschritten beigetragen haben. Es wird z. B. von Menschen berichtet, die sagen, dieser Schicksalsschlag hat aus mir einen neuen Menschen gemacht und deshalb war er notwendig (Not wendend).

So würden Sie die Dinge anders als gewohnt sehen. Dann bekämen Ihre Angst, Ihre Not, Ihr Kummer eine andere Bedeutung. Und das kann vieles verändern. Es muss aber nicht, und ich halte es für irrig, daraus abzuleiten, dass Leid unsere größte Wachstumschance darstellt.

INNEHALTEN
Überprüfen Sie bitte, ob es Ihnen einleuchtet, Ihr Leiden einmal aus einer anderen Perspektive zu betrachten. Wenn ja, tun Sie es. Finden Sie eine neue Perspektive.

Sie können sich z. B. vorstellen, Sie seien vom Mars und wollten alle Möglichkeiten kennen lernen, die das Menschsein bietet. Dazu würde auch gehören, leidvolle Erfahrungen zu machen. Sie wären dann ein Forscher, der im Selbstversuch Leiden kennen lernt. Macht diese Perspektive einen Unterschied zu der sonstigen? Wird es Ihnen dadurch leichter? Falls ja, was halten Sie davon, gelegentlich diese Perspektive einzunehmen?

Die Relativität des Zeiterlebens

Wenn wir unglücklich sind, erscheint uns die Zeit meist endlos. Wir können uns nicht vorstellen, dass es irgendwann wieder besser wird. Das heißt, wir erleben die Zeit bzw. Zeitphänomene auf eine bestimmte Weise.

Diese bestimmte Weise des Zeiterlebens ist keine absolute Wahrheit, sondern nichts als eine bestimmte Form des Erlebens, die in Zusammenhang steht mit unseren gedrückten Gefühlen.

Was geschieht, wenn Sie einen Weg finden, sich bewusst zu machen, dass Ihr momentanes Zeiterleben relativ ist? Was, wenn Sie sich vorstellen, Sie sitzen zurzeit in einem Bummelzug, aber demnächst steigen Sie in einen ICE? Und wie werden Sie die Dinge dann erleben?

In der Geschichte von »Oskar und der Dame in Rosa«

von Eric-Emmanuel Schmitt geht es um einen kleinen schwer krebskranken Jungen. Oskar stellt sich vor, dass jeder Tag zehn Jahre bedeutet, so dass er in wenigen Tagen neunzig Jahre alt wird, viel erlebt und dann in Ruhe sterben kann. (Übrigens spricht Oskar immer mit Gott. Auch er beklagt sich am Anfang viel bei Gott.)

Sie sollten es vielleicht gerade umgekehrt machen: sich vorstellen, dass die Tage »im Flug« vergehen, Wochen wie Tage sind usw. Probieren Sie es!

Werten Sie diese Erfahrung aus, wenn Ihnen der Sinn danach steht.

Akzeptanz entwickeln

Was auch immer Sie derzeit belastet, machen Sie einen Versuch, sich selbst und die Belastung nicht mehr zu bekämpfen, sondern sie zu akzeptieren. Vielleicht, indem Sie sich sagen, es sei Gottes Wille, vielleicht dadurch, dass Sie sich sagen, ich verstehe es nicht, aber es wird einen Sinn haben, vielleicht dadurch, dass Sie sich sagen, es ist, was es ist.

»Wenn man die Dinge versteht, sind sie, wie sie sind, wenn man sie nicht versteht, sind sie, wie sie sind.«

Das ist eine taoistische Weisheit. Was geschieht, wenn Sie so an Ihre Belastung herangehen? Verändert sich etwas?

Falls es für Sie ein akzeptabler Gedanke ist, ziehen Sie gelegentlich in Betracht, dass in diesem »Schlechten« etwas »Gutes« verborgen sein könnte, das Sie eines Tages entdecken werden.

INNEHALTEN

Was geschieht, wenn Sie für Momente aufhören zu kämpfen? Wenn Sie mit dem, was da in Ihrem Leben ist, sind? Wenn Sie ja dazu sagen?

Z. B. können Sie einen Versuch machen, sich zu sagen, ich verstehe nicht, warum ich jetzt schon wieder Angst habe, aber ich akzeptiere das jetzt.

Verändert das etwas?

Segensworte finden

»Worte, die das Gute in uns benennen, Worte, die uns auf unsere Möglichkeiten hin ansprechen. Worte, die uns herausführen aus der Angst, der Enge und Not. Worte, die uns lösen aus den krankmachenden Gedanken und Strukturen. Worte, die uns schützen. Worte, die uns trösten. Worte, die uns Mut machen. Worte, die gut zu uns sind. Worte, die Heilsames bewirken …« So umschreibt Armin Beuscher Segensworte.

Daher wohl gibt es in vielen Kulturen Segensrituale und in manchen sogar eines, alles zu segnen.

Was wäre, wenn Sie Ihre Krankheit, Ihren Kummer, Ihre Last auch einmal segnen würden?

Hier ein Vorschlag:

Heute will ich alles, was da ist, segnen.
Ich segne alle, die mir nah sind.
Ich segne alle, die mir fern sind.
Ich segne meine Freude.
Ich segne meinen Schmerz.
Ich segne meine Glieder mit allen Freuden und Leiden, die sie mir bereiten.

Ich segne meine Augen (oder Ohren, oder ...) für alle Freuden und Leiden, die sie mir bereiten.
Ich segne meine Gedanken, für all die Freuden und Leiden, die sie mir bereiten.
Ich segne meine Gefühle für all die Freuden und Leiden, die sie mir bereiten.
Ich segne meinen Morgen.
Ich segne meinen Mittag.
Ich segne meinen Abend.
Ich segne meine Nacht.
Ich segne meine schlaflosen Nächte.
Ich segne meine Geduld.
Ich segne meine Ungeduld.
Ich segne meinen Mut.
Ich segne meine Angst.
Ich segne meine Leichtigkeit.
Ich segne meine Schwere und Schwermut.
Ich segne meinen Glauben.
Ich segne meine Zweifel.
Ich segne meine Zuversicht.
Ich segne meine Ratlosigkeit.
Ich segne meine Hoffnung.
Ich segne meine Hoffnungslosigkeit.
Ich segne meine Krankheit.
Ich segne meine Gesundheit.
Ich segne jede Sekunde meines Lebens.

Diesen Segen können Sie ganz nach Ihren Bedürfnissen erweitern oder kürzen.

Es gibt auch zahlreiche Segens*gebete*. Vielleicht möchten Sie lieber Gott/die Göttin/das Göttliche um das Segnen bitten.

Hier ein Gebet von vielen, das mich besonders anspricht:

Die göttliche Weisheit segne unsere Hände,
dass sie behutsam seien,
dass sie halten können, ohne Fesseln zu werden,
dass sie geben können ohne Berechnung,
dass ihnen innewohne die Kraft zu trösten und zu segnen.

Die göttliche Weisheit segne unsere Augen,
dass sie Bedürftigkeit wahrnehmen,
dass sie das Unscheinbare nicht übersehen,
dass sie hindurchschauen durch das Vordergründige,
dass andere sich wohl fühlen können mit unserem Blick.

Die göttliche Weisheit segne unsere Ohren,
dass sie die unendliche Stimme zu erhorchen vermögen,
dass sie hellhörig seien für den leisen Anspruch,
dass sie das Unbequeme nicht überhören,
dass sie verschlossen seien für den Lärm und das
Geschwätz.

Die göttliche Weisheit segne unseren Mund,
dass er Anvertrautes bewahre,
dass er heilende Worte spreche,
dass nicht von ihm ausgehe, was verletzt und zerstört.

Die göttliche Weisheit segne unser Herz,
dass ihm innewohne die Liebe,
dass es Wärme schenken und bergen kann,
dass es reich sei an Verzeihung, dass es Leid und Freude
teilen kann.

Sabine Naegeli

Vielleicht denken Sie, dass das alles doch keinen Zweck hat. Dass sie weder richtig segnen noch richtig beten können. Daher möchte ich Ihnen abschließend eine kleine Geschichte erzählen:

> Einige Juden beteten in der Synagoge, als während des Gebets die Stimme eines Kindes erklang: »A, B ,C, D.« Sie versuchten, sich auf die Heilige Schrift zu konzentrieren, doch die Kinderstimme wiederholte: »A, B, C, D.« Sie unterbrachen den Gottesdienst, und als sie um sich blickten, sahen sie einen Jungen, der noch immer sein Lied sang. Der Rabbiner fragte den Jungen: »Warum tust du das?« »Weil ich die heiligen Verse nicht kann«, sagte der Junge. »Deshalb hoffe ich, indem ich das Alphabet singe, dass Gott die Buchstaben benutzen wird, um die richtigen Worte zu bilden.« (Paulo Coelho)

Ich wünsche Ihnen ein gesegnetes Leben! Seien Sie freundlich mit sich und dem, was *jetzt* da ist.

Vielleicht spüren Sie jetzt, dass Sie einen Schritt weitergehen möchten. Sie möchten aufstehen, sich vom Boden erheben. Wenn das so ist, sind Sie herzlich eingeladen, weiterzulesen. Aber nur dann. Ansonsten bitte ich Sie, bei dem Bisherigen zu verweilen, so lange, bis es für Sie stimmig ist aufzustehen.

Eine persönliche Bilanz ziehen

Jetzt, wenn Sie das lesen, geht es Ihnen vielleicht noch immer nicht gut. Oder Sie erinnern sich noch sehr genau, wie es war, als Sie verzweifelt, depressiv, in einem »schwarzen Loch«, voller Angst waren.

Daher möchte ich Sie einladen: Ziehen Sie Bilanz, und: Schauen Sie genau hin.

Beschreiben Sie Ihren jetzigen Zustand so genau wie möglich. Schreiben Sie alles auf, was Ihnen einfällt, alle Sätze, die Sie mit der jetzigen Situation verbinden. Beschönigen Sie nichts, niemand wird das lesen, es ist nur für Sie selbst.

Dann werten Sie das bitte aus.

Was steht da?

Dass Sie nichts können, nichts wert sind, dass keiner Sie liebt?

So denken Menschen von sich, wenn sie depressiv und verzweifelt sind. Sie finden das »normal« und meinen, dass das nie mehr aufhören wird.

Nun bitte ich Sie, ganz ehrlich eine Entscheidung zu treffen.

Denken Sie daran, die Entscheidung müssen Sie vor niemandem rechtfertigen, nur vor sich selbst.

Sie dürfen diese Entscheidung allerdings demnächst bezweifeln, sich darüber wundern, sie revidieren, was auch immer. Aber niemand redet Ihnen jetzt dazwischen.

Da ist Ihr momentaner Zustand. Da ist Ihre momentane Sicht der Welt.

Treffen Sie bitte die Entscheidung, ob Sie jetzt etwas anders haben möchten. Möchten Sie, dass es Ihnen besser geht?

Dafür könnten Sie etwas tun. Sie müssen aber nicht. Dennoch gilt wohl das den Belgiern zugeschriebene Sprichwort:

»Die hilfreichste Hand hängt an deinem eigenen Arm.«

Möchten Sie, dass erst einmal alles so bleiben soll?

Das ist auch in Ordnung. Das ist Ihr Recht. Niemand kann wissen, ob es nicht genau Ihr Weg ist, jetzt so zu fühlen und so zu leiden. Sie haben oben gelesen, wie Sie Ihren momentanen belastenden Zustand akzeptieren, das Beste aus ihm machen können, falls Sie das möchten.

Dennoch prüfen Sie bitte noch einmal: Möchten Sie ganz bestimmt nicht, dass sich etwas ändert, oder denken Sie, mir kann sowieso keiner helfen? Und deshalb wollen Sie nichts ändern. Sie möchten nicht enttäuscht werden. Da haben Sie Recht. Wer möchte schon enttäuscht werden.

Das, was ich Ihnen in diesem Buch zeigen möchte, ist, wie Sie Schritt für Schritt mit sich selbst Freund werden und mehr Freude erleben können.

Prüfen Sie, ob Sie ein Fünkchen den Wunsch haben, das zu erleben.

Wenn das der Fall ist, können Sie weiterlesen, wenn nicht, dann ist jetzt nicht die richtige Zeit, dass Sie Veränderungen in Betracht ziehen.

Die richtige Zeit wahrnehmen

Ein jegliches hat seine Zeit, heißt es in der Bibel. Ich verstehe das als eine sehr tiefe Weisheit: Was grade an der Zeit ist, können wir nicht machen. Das, was zur richtigen Zeit zu geschehen hat, kommt aus anderen Dimensionen, die sich weitgehend unserem Willen entziehen. So könnten wir z.B. noch so sehr an einer Pflanze zerren und ziehen, sie wächst in ihrem Tempo und in ihrer Zeit.

Wenn Sie den Text lesen, wird Ihnen bewusst, dass auch hier jeweils die Gegensätze genannt werden. Beides gehört zum Leben, weinen und lachen. Wir möchten oft das eine und das andere nicht. Das ist nicht möglich.

Zum Nachdenken und darüber Meditieren hier der Text aus der Bibel, der in Prediger 3 steht, in der Übersetzung von Luther:

> »Ein jegliches hat seine Zeit, und alles Vornehmen unter dem Himmel hat seine Stunde.
> Geboren werden und sterben, pflanzen und ausrotten, was gepflanzt ist,
> würgen und heilen, brechen und bauen,
> weinen und lachen, klagen und tanzen,
> Steine zerstreuen und Steine sammeln, herzen und fern sein vom Herzen,
> suchen und verlieren, behalten und wegwerfen,
> zerreißen und zunähen, schweigen und reden,
> lieben und hassen, Streit und Friede hat seine Zeit.«

Es könnte sein, dass Sie bemerken, dass bei Ihnen die Gegensätze gleichzeitig da sind. Vielleicht stellen Sie sich dann vor, dass Sie wie von Weitem auf all das blicken, was jetzt da ist, wie auf eine innere Landschaft. Und dann entscheiden Sie, welchen Teil der Landschaft Sie jetzt betreten wollen. Die verschiedenen Teile Ihrer inneren Landschaft können Sie immer nur einen nach dem anderen betreten.

Bedingungen für Veränderungen schaffen

Auch wenn ein größeres Wollen bestimmt, wofür jetzt die Zeit reif ist, so ist es an uns, die Bedingungen zu schaffen, dass Veränderungen greifen können; dass etwas wachsen kann, was wachsen will.

Wenn Sie ein kleines Kind, das laufen möchte, in ein Bett sperren würden, dann könnte es nicht laufen lernen, selbst wenn es wollte. Dass Sie es aus dem Bett herausnehmen, ihm Bewegungsspielräume zur Verfügung stellen, das sind die Bedingungen. Ob es dann läuft oder nicht, entscheidet ein anderes Wollen. Kein Erziehungsratgeber, nicht Ihre Vorstellungen, nicht Ihre Wünsche.

Genauso ist es mit unserer seelischen Entwicklung, mit den neuen Schritten, die wir tun.

Ein Wollen, das größer ist als unser bewusstes Wollen, will einen neuen Schritt. Wenn Sie dazu keinen Raum zur Verfügung stellen, kann er nicht getan werden.

Wenn Sie den Raum bereitstellen, dann wird der Entwicklungsschritt, der Veränderungsschritt, geschehen.

Deshalb ist es wichtig, dass Sie diese Entscheidung treffen: Ja, ich möchte, dass sich etwas ändert in meinem Leben, so soll es nicht bleiben. Das ist der Raum, den Sie zur Verfügung stellen. Ich werde Ihnen auch ein paar Möglichkeiten aufzeigen, wie Sie den Raum vergrößern können. Und dann wird es notwendig sein, den Dingen ihren Lauf zu lassen.

Daher bitte ich Sie noch einmal: Lesen Sie nicht weiter, wenn Sie sich entschlossen haben, dass alles so bleiben soll. Vielleicht sind Sie irgendwann später auf diesen Teil des Buches neugierig. Neugier ist ein wichtiger Resilienzfaktor. Dann werden Sie es lesen. Tun Sie es aber auf keinen Fall, weil eine Freundin gesagt hat, das ist ein tolles Buch, oder irgendjemand meint, Luise Reddemann schreibt gute Sachen.

Nur Sie allein wissen, ob jetzt der richtige Moment ist, etwas ändern zu wollen. Dieses Buch will nämlich nicht gelesen, sondern auch angewandt werden, d.h. es geht um eine ganze Reihe von Erfahrungen, zu denen ich Sie einladen werde. Diese sollen Ihnen ermöglichen, sich selbst genauer kennen zu lernen, um dies dann anschließend auszuwerten. Nur so werden Sie den vollen Sinn des Buches erfassen, denn es geht hier um mehr als um intellektuelle Einsicht.

Innere Kräfte entwickeln und stärken – Eine Reise von 1000 Meilen beginnt mit dem ersten Schritt

Wenn Sie weiterlesen: Herzlich willkommen! Wir werden uns auf eine Reise begeben.

Und diese Reise haben Sie grade mit dem ersten Schritt angetreten, als Sie den Entschluss gefasst haben, dass sich etwas ändern soll.

Manche Reisen sind gemächlich, manche aufregend, abenteuerlich. Man kann auch auf verschiedene Arten reisen: zu Fuß, mit dem Fahrrad, mit dem Auto, einem schnellen oder einem langsamen, oder gar mit dem Flugzeug. Aber immer müssen wir den ersten Schritt vor unsere Tür machen, damit die Reise beginnen kann.

Es ist so im Leben: Man kommt nicht umhin, den ersten Schritt vor die Tür zu machen. Das heißt, das Vertraute hinter sich zu lassen, die Sicherheit des Zuhauses.

Was einen draußen erwartet, weiß man nie so genau, und das macht allen Menschen etwas Angst, den einen mehr, den anderen weniger, aber etwas Angst ist immer vorhanden. So kommt es, dass wir das vertraute Unangenehme, das wir kennen, festhalten, statt uns auf das unbekannte Angenehme, das wir nicht kennen, einzulassen.

Das hat mit unserer Ausstattung aus frühester Zeit zu tun, wo wir Menschen noch gegen wilde Tiere kämpfen mussten bzw. nie sicher waren, ob nicht gleich ein wildes Tier um die Ecke kommt und uns auffrisst. Wir haben es nicht vergessen.

Es hilft also nichts, sich dafür zu beschimpfen, dass man etwas ängstlich ist.

Denken Sie daran, dass das eigentlich eine gesunde Reaktion ist, die nur jetzt genau genommen nicht mehr ganz so nötig ist wie vor 100 000 Jahren.

Was Sie jetzt brauchen, ist Mut.

MUT

Und nun lernen Sie ein wichtiges Prinzip unserer Zusammenarbeit kennen.

Sie brauchen nicht viel Neues zu lernen, sondern nur zu schauen, wann Sie schon einmal mutig waren.

Alles scheinbar Neue in diesem Buch haben Sie nämlich schon, Sie haben es vermutlich nur noch nicht bemerkt. Deshalb helfe ich Ihnen ein bisschen.

Ich helfe Ihnen weniger dabei, etwas Neues zu lernen, sondern meine wesentliche Aufgabe sehe ich darin, Ihnen zu helfen, Ihre bereits vorhandenen Fähigkeiten (wieder) zu entdecken.

Erinnern Sie sich also bitte an eine Situation, wo Sie mutig waren.

Immer, wenn Sie in Ihrem Leben etwas Neues gewagt haben, wie z. B. jetzt, erfordert das Mut.

INNEHALTEN

Machen Sie, wenn Sie wollen, mit Papier und Bleistift, sonst nur im Kopf, eine Liste all der Dinge, die einmal neu waren in Ihrem Leben. Das ist die erste Übung.

Sie haben als Baby eine Menge Dinge gelernt: mit dem Löffel essen, sitzen, laufen und vieles mehr.

Es könnte Ihnen helfen, all die Dinge, die Sie jetzt können, aufzuschreiben und sich zu fragen, seit wann kann ich das?

Sie konnten nicht immer laufen, schwimmen, Fahrrad

fahren, Auto fahren, kochen, stricken, Marmelade einkochen, lesen, schreiben, rechnen, einen Überweisungsauftrag für die Bank ausfüllen, womöglich per Onlinebanking usw.

Deshalb bitte ich Sie, dass Sie sich die Zeit nehmen, das alles zusammenzutragen, was Sie im Lauf Ihres bisherigen Lebens gelernt haben. Es ist eine Menge, und jedes Mal brauchten Sie Mut. Sie haben nicht daran gedacht, dass das Mut braucht, Sie haben es nicht bemerkt, aber es war trotzdem so.

INNEHALTEN

Nehmen Sie jetzt etwas aus der Liste, das Sie schon mit vollem Bewusstsein neu gelernt haben, wo Sie sich also einigermaßen erinnern können.

Rufen Sie sich die Situation, in der Sie sich zum ersten Mal auf die neue Weise verhalten haben, so genau wie möglich ins Gedächtnis. Die Umstände, wer war dabei? Wie sah die Umgebung aus? Was waren da für Gefühle? Neugier, Freude, Ängstlichkeit oder Furchtsamkeit? Hat Sie jemand ermutigt oder womöglich entmutigt? *Was haben Sie gedacht?*

Haben Sie gedacht, das schaffe ich, oder eher, das kann ich nie? War es leicht für Sie oder schwer? Je schwerer es Ihnen gefallen ist, desto mehr Mut haben Sie gehabt. Sie hätten es sonst nicht getan.

Die Tatsache, dass Ihnen Dinge schwergefallen sind, die Sie heute können, zeigt, dass Sie Mut hatten!

Daran gibt es nichts zu deuteln. Ich bitte Sie, das nicht zu vergessen. Überhaupt möchte ich Ihnen gerne sagen, dass diejenigen von Ihnen, die es schwer hatten im Leben, eine Menge Mut aufgebracht haben.

Es ist wunderbar, wenn ein Kind ermutigt wird, und ich wünsche mir, dass alle Kinder dieser Welt von ihren Eltern Ermutigung bekommen. Wenn Sie keine bekamen, wie haben Sie es geschafft? Mit Ihrer eigenen Entschlossenheit, Ihrem Mut, nur haben Sie darüber vermutlich noch nie oder nur selten nachgedacht. Es gibt ein altmodisches Wort für Mut, Beherztheit, deshalb beschäftigen wir uns weiter unten mit unserem Herzen.

Sie haben noch etwas eingebracht:
Ausdauer und Entschlossenheit.

Vielleicht wissen Sie bis heute nichts davon, und wozu ich Sie einladen möchte, ist, dass Sie sich das bewusst machen.

INNEHALTEN

Beobachten Sie in den nächsten Tagen ganz genau, wie Sie es eigentlich anstellen, dass Sie etwas tun, egal, was. Aufstehen, spazieren gehen, Zeitung lesen … Was bringt Sie dazu anzufangen? Welche Gedanken helfen Ihnen, den ersten Schritt zu tun? Wenn Sie mögen, können Sie sich dazu etwas aufschreiben.

Herz und Verstand

Sicher erzähle ich Ihnen nichts Neues, wenn ich Sie darauf hinweise, dass Ihr Herz viel mit Ihren Gefühlen zu tun hat. Ob wir uns freuen oder ärgern oder traurig sind oder Angst haben, unser Herz ist immer dabei. So gibt es auch die altmodischen Wörter Herzensfreude und Herzeleid. Wir sagen, dass uns etwas zu Herzen geht.

Vielleicht erinnern Sie sich auch noch an Wilhelm Hauffs Märchen vom »Kalten Herzen«. Dort lässt sich der

Märchenheld darauf ein, statt seines lebendigen Herzens mit einem Herzen aus Stein zu leben. Aber seine Kaltherzigkeit macht ihn auf Dauer nicht glücklich.

Inzwischen weiß man, dass unser Herz das Liebeshormon Oxytocin produzieren – oder nicht produzieren – kann und damit unser emotionales Gehirn beeinflusst. Das, was wir aus eigener Erfahrung schon immer wussten, bestätigt neuerdings die Wissenschaft. Es tut gut, mit dem Herzen zu »sehen«, wie es im »Kleinen Prinz« von Antoine de Saint-Exupéry so schön heißt.

Sorgen Sie also dafür, dass es Ihrem Herzen wohl ist und Ihnen wohl ums Herz.

In der Tradition der Sufis gibt es besonders viele Übungen, die helfen sollen, »von Herzen« zu leben. Der Sufismus ist eine mystische Tradition, die vom Islam beeinflusst, aber viel älter als dieser ist. Dort, wie in vielen anderen mystischen Traditionen, wird betont, dass Gott in unserem Herzen wohnt und dass wir IHM dort begegnen können. Wenn Gott für Sie Liebe ist, wird es Ihnen wohltun, IHN im Herzen zu haben, sollten Sie allerdings ein Bild von einem strengen, strafenden Gott haben – typischerweise wird Gott in mystischen Traditionen als der liebende verstanden –, hilft diese Vorstellung nicht.

INNEHALTEN

Beobachten Sie in den nächsten Tagen, wann Sie sich »von Herzen wohl fühlen«. Vielleicht machen Sie sich dazu Notizen. Es wird sich daraus von selbst einiges ergeben.

Wenden Sie sich einmal am Tag bewusst Ihrem Herzen zu, indem Sie Ihren Kopf leicht nach links wenden und an Ihr Herz denken. Senden Sie ihm einige liebevolle, dankbare Gedanken. Es wird es Ihnen danken.

Und schauen Sie, ob es Ihnen hilft, aus dem Herzen heraus, mutig, also beherzt, zu sein.

Aus meinem Verständnis und meiner Erfahrung mit mir selbst und anderen halte ich es auch für ratsam, dafür zu sorgen, dass Herz *und* Verstand zusammenarbeiten.

Manche meinen, die beiden seien Gegensätze, und es ist wahr, dass das so sein kann. Man kann sich aber auch darin üben, dass die beiden gemeinsame Interessen haben und einander dienen, das Herz dem Verstand, der Verstand dem Herzen.

INNEHALTEN

Beobachten Sie in den nächsten Tagen, ob es Momente gibt, in denen es Ihnen gelingt, dass die beiden kooperieren. Was ist das für eine Empfindung? Macht das Freude? Werden die Dinge leichter? Nutzen Sie Ihre Erfahrung, um immer öfter dafür zu sorgen, dass die beiden Hand in Hand gehen.

Auch bei der Lektüre dieses Buches und der Arbeit damit wäre es gut, wenn Sie mit Herz und Verstand dabei sein könnten, das heißt, wenn es Ihnen intellektuell einleuchtet, dass es klug ist, damit zu arbeiten, und Sie sich damit auch von Herzen wohl fühlen könnten.

Wiederholen und Üben

Wenn der erste Schritt getan ist, wie geht es dann weiter?

Haben Sie schon einmal ein kleines Kind beobachtet, das laufen lernt? Es macht nicht einen Schritt und dann kann es laufen, nein, es tut es wieder und wieder. Ganz selbstverständlich, weil es Freude daran hat. Weil es für das Kind natürlich ist, dass es das nun tut. Weil es vielleicht auch neugierig ist.

Sind Sie auch ein wenig neugierig?

Das wäre eine wunderbare Unterstützung für unsere gemeinsame Reise.

Üben hat für uns meist einen schlechten Beigeschmack. Da war das lästige Üben für die Schule, für den Klavierunterricht und was auch immer. Da waren die Eltern, die mehr oder weniger Druck machten, die Vorwürfe und schlechten Noten. Das Üben wurde uns also nicht gerade leicht gemacht. Trotzdem haben Sie geübt. Sonst könnten Sie das hier nämlich mit Sicherheit nicht lesen. Lesen lernt man durch wiederholendes Üben, wie alles andere auch.

Sie erinnern sich, ich bringe Ihnen nichts Neues bei. Sie können bereits alles, aber Sie haben es sich bisher nicht klargemacht.

Sie sind fähig, Dinge zu wiederholen und damit auch zu üben, und diese Fähigkeit können Sie von jetzt an bewusst für sich einsetzen.

Üben wird leichter durch *Freude*.

Freude und Freuen

Ich war ganz und gar kein fröhlicher Mensch. Ich stamme aus dem Schwäbischen, da sind die Menschen eher schwermütig. Die meisten Melancholiker, also schwermütige Menschen, sollen in Baden-Württemberg leben. Das finden wir Schwaben übrigens toll. Melancholisch zu sein adelt ein bisschen, denken wir. Denn schwermütige Menschen meinen, dass die Fröhlichen oberflächlich sind. Ich dachte das jedenfalls ziemlich lange. Und verhielt mich entsprechend.

Georg Büchner hat sich in seiner Komödie Leonce und Lena darüber lustig gemacht, wie die Deutschen auch noch aus Leichtem etwas Schweres machen. Also scheint es eine deutsche Spezialität zu sein. (Natürlich nicht nur, soviel ich weiß, können es z.B. die Portugiesen auch sehr gut, hören Sie deren Fados).

Es würde mich also nicht wundern, wenn die eine oder der andere von Ihnen fest davon überzeugt wäre, dass es Freude in Ihrem Leben gar nicht gegeben hat und dass man als Mensch auch wenig Grund zum Sich-Freuen habe.

Auch die christlichen Religionen haben ein wenig dazu beigetragen, dass Menschen häufig meinen, Freude gehöre sich nicht. Ob das wirklich die Meinung von Jesus war, möchte ich allerdings bezweifeln. Die Kirchen vertreten ja so manches, was nicht zu Jesus gehört.

Doch ist mir nicht bekannt, dass im Christentum »Freude als Weg« propagiert würde.

Das aber tut der Buddhismus, oder gewisse Formen des Buddhismus.

Als ich meiner Lehrerin Sylvia Wetzel begegnete, war diese Erkenntnis für mich eine ziemliche Überraschung.

Erst kürzlich habe ich erfahren, dass das hebräische Wort Messias auch Freude bedeutet. Und der Sage nach gab es einen König, der der Messias hätte sein können, aber *er konnte nicht singen.* Zur Freude gehört das Singen, das das Leben lobpreisende Singen.

Freude als Weg

Lassen Sie sich das ruhig einmal auf der Zunge zergehen. Können Sie sich darunter etwas vorstellen?

Das heißt schlicht ausgedrückt, dass wir immer dann,

wenn wir in der Freude sind, eine Dimension berühren, in der wir frei, leicht und selbstverständlich liebend sind, ohne dass es uns auch nur die geringste Mühe kostet.

Freude als Weg bedeutet, dass wir uns die kleinen Freuden des Alltags, die kleinen Glücksmomente, bewusst machen.

Können Sie sich über die ersten Sonnenstrahlen nach grauen Tagen freuen?

Freut es Sie, wenn Sie jemand anlächelt?

Empfinden Sie Freude, wenn Ihnen etwas gelingt? Zum Beispiel eine E-Mail zu verschicken, wenn Sie das vorher nie getan haben?

Empfinden Sie Leichtigkeit, wenn Sie eine Weile spazieren gegangen sind?

Macht es Sie froh, etwas Schönes zu entdecken?

Dies und noch viel mehr sind kleine Alltagsfreuden, zu denen alle Menschen fähig sind, und sei es nur für Sekunden.

Es wird Sommer.
Die Sonne scheint für dich –
deinethalben,
und wenn sie müde wird,
fängt der Mond an,
und dann werden die Sterne angezündet.

Lerne von der Lilie
und lerne vom Vogel,
deinen Lehrern:
Zu sein heißt: für heute da sein.
Das ist Freude.
Lilie und Vogel
sind unsere Lehrer der Freude.

Diese zauberhaften Sätze stammen von einem Mann, von dem ich sie nicht erwartet hätte: Sören Kierkegaard. Er gilt ja eher als Pessimist und Melancholiker.

Nun habe ich eine *große Aufgabe* für Sie, weil sie Sie die ganze Zeit begleiten soll:

Bitte legen Sie sich ein *Freudetagebuch* zu.

Kaufen Sie sich dafür bitte ein hübsches Büchlein oder Heft und dann tragen Sie jeden Abend die Freuden des vergangenen Tages ein.

> »Und auch das unglücklichste Leben hat seine Sonnenstunden und seine kleinen Glücksblumen zwischen dem Sand und Gestein.« (Hermann Hesse)

Es geht darum, dass Sie die kleinen Blumen im Geröll und Sand entdecken lernen. Ein Lächeln eines Babys, ein Satz, der ihre Augen leuchten ließ, die ersten Blumen im Frühjahr ...

Tragen Sie bitte alles in Ihr Büchlein ein. Alles ist wichtig genug, dass Sie es festhalten.

Sie können auch Sie erfreuende Fotos einkleben, Bilder von Menschen, die Sie lieben, oder schöne Naturfotografien.

Auch Gedichte, hilfreiche Sätze, Gebete können Sie in Ihr Freudetagebuch schreiben.

Ich habe dieses Freudetagebuch schon sehr vielen Menschen empfohlen. Erfahren davon habe ich von Verena Kast, die eine Freudebiografie empfiehlt, und von Varda Hasselmann, die wunderschöne, liebevolle Botschaften in ihren Seminaren weitergibt. Eine davon ist die des Freudetagebuchs.

Warum kein allgemeines Tagebuch?

Weil Sie dann auch die belastenden Dinge hineinschreiben und jedes Mal, wenn Sie sich Ihre Freuden ins Gedächtnis rufen wollen, über die Belastungen stolpern.

Daher ist es günstiger, Sie haben zwei verschiedene Tagebücher.

Das Freudetagebuch wird mehr und mehr zu einer Kraftquelle werden.

Und wieder wird sich bestätigen, was ich Ihnen schon gesagt habe: Sie können schon alles. Sie lernen nicht von mir, sich zu freuen, Sie können es. Meine Anregung ist nur: Bitte notieren Sie sich, wenn Sie sich freuen, damit Sie *merken*, dass Sie es können und daraus nach und nach, einfach weil Sie es merken, immer mehr wird.

Das ist – wenigstens für mich – auch eine Freude: Dass wir durch mehr Aufmerksamkeit das Angenehme in unserem Leben wachsen lassen können.

Es ist wie ein sanfter Regen, der auf Ihre Blumen fällt, so dass noch mehr erblühen können.

Nach und nach wird ihr Freudetagebuch zu einer Schatztruhe.

Ich sammle zum Beispiel hilfreiche Worte, Sprüche etc. Einiges davon stelle ich Ihnen hier in diesem Buch zur Verfügung.

Hier einer meiner Lieblingsschätze, den ich übrigens wie so vieles von einer meiner Patientinnen erhalten habe:

Sozusagen grundlos vergnügt

Ich freu mich, daß am Himmel Wolken ziehen
Und daß es regnet, hagelt, friert und schneit.
Ich freu mich auch zur grünen Jahreszeit,
Wenn Heckenrosen und Holunder blühen.
– Daß Amseln flöten und daß Immen summen,
Daß Mücken stechen und daß Brummer brummen.

Daß rote Luftballons ins Blaue steigen.
Daß Spatzen schwatzen. Und daß Fische schweigen.

Ich freu mich, daß der Mond am Himmel steht
Und daß die Sonne täglich neu aufgeht.
Daß Herbst dem Sommer folgt und Lenz dem Winter,
Gefällt mir wohl. Da steht ein Sinn dahinter,
Wenn auch die Neunmalklugen ihn nicht sehn.
Man kann nicht alles mit dem Kopf verstehn!
Ich freue mich. Das ist des Lebens Sinn.
Ich freue mich vor allem, daß ich bin.

In mir ist alles aufgeräumt und heiter:
Die Diele blitzt. Das Feuer ist geschürt.
An solchem Tag erklettert man die Leiter,
Die von der Erde in den Himmel führt.
Da kann der Mensch, wie es ihm vorgeschrieben,
– Weil er sich selber liebt – den Nächsten lieben.
Ich freue mich, daß ich mich an das Schöne
Und an das Wunder niemals ganz gewöhne.
Daß alles so erstaunlich bleibt, und neu!
Ich freu mich, daß ich … Daß ich mich freu.

(Mascha Kaléko)

Wenn Sie mögen, können Sie diesen Text eine Weile täglich lesen und darüber nachdenken oder meditieren. Es könnte sein, dass er eine verändernde Kraft entfaltet.

Lachen

Wenn wir uns freuen, lachen oder lächeln wir. Vielleicht haben Sie schon von Lachclubs gehört. Dort lachen die Menschen gemeinsam. Das steckt an.

Interessant ist, dass, wenn man eine Weile so tut, als ob man lachen würde, dies zu echtem Lachen führen kann.

> **INNEHALTEN**
> Probieren Sie es: Machen Sie ha, ha, ha, ho, ho, ho, hi, hi, hi. Es könnte sein, dass Ihnen das hilft, richtig zu lachen. Beim Lachen werden sehr viele Antistresshormone ausgeschüttet, Sie machen sich damit gesünder.

Freude ist auch verwandt mit der Schönheit.

Schönheit

Über Schönheit schreibt der irische Dichter und Philosoph John O'Donohue besonders schön, dass ich ihn sprechen lassen möchte.

> »Ohne dass wir es bemerken, besucht die Schönheit tagtäglich jeden von uns. Wenn man aufmerksam zuhört, ist man überrascht, wie oft die Menschen von der Schönheit sprechen. Eine Welt ohne Schönheit wäre unerträglich. In der Tat sind es die zarten Berührungen der Schönheit, die den meisten Menschen das Überleben erst ermöglichen. Doch ist die Schönheit so still mit unserem Alltag verwoben, dass wir sie kaum wahrnehmen. Überall ist Zärtlichkeit, Fürsorge und Güte, also Schönheit. Die Erfahrung des Schönen birgt das Gefühl der Heimkehr.«

Die so genannte Positive Psychologie, die sich mit den Bedingungen beschäftigt, die zu Glück führen, nennt die Fähigkeit, Schönheit zu erkennen und zu leben, als eine von vierundzwanzig Voraussetzungen, um ein glückliches Leben zu führen.

Wenn wir die Schönheit der Dinge und in den Dingen und Menschen erkennen, wird uns leicht ums Herz.

Wenn wir uns der Schönheit, die uns umgibt, bewusster werden, wird unser Leben leichter. Wir sorgen für einen Ausgleich, für ein Gegengewicht gegen das, was uns belastet, was schwer und unschön ist.

INNEHALTEN

Wie wäre es, wenn Sie sich eine Woche lang auf das Schöne in Ihrem Leben konzentrieren? Und doch: »Wer das Schöne nicht sieht, wird böse; wer das Schlechte nicht sieht, wird dumm.«

So sagt Erich Kästner. Damit meint er vermutlich, dass es nicht sinnvoll ist, sich in die Schönheit zu flüchten und die Augen vor den schlimmen Dingen zu verschließen. Die meisten Menschen, die sich mit dem Leben schwertun, haben allerdings eher selten das Problem, dass sie »das Schlechte« nicht sehen, sondern dass sie sich zu häufig oder gar ausschließlich auf die schwierigen Dinge des Lebens konzentrieren.

Merken und Achtsamkeit

Von der Schönheit und all Ihren Fähigkeiten wissen Sie nichts, wenn Sie sie nicht (be-)merken.

Manche Menschen merken nicht einmal, wenn es ihnen schlecht geht, wenn sie Schmerzen haben, Durst, Hunger usw., geschweige denn die Schönheiten des Lebens. Nichts zu merken kann ein Nachteil sein.

Aber natürlich haben Sie immer schon das eine oder andere bemerkt, auch wenn Sie vielleicht nicht so viel merken, wie ich Ihnen wünsche. Sie wissen, wenn Sie einen Moment innehalten, dass Sie jetzt ein Buch lesen, dass Sie das gerne oder ungern lesen, dass Sie auf einem Stuhl sitzen oder auf einem Sofa liegen. Das alles wissen Sie und weil Sie es wissen, mussten Sie es zuvor bemerken. Also können Sie auch schon Dinge merken, auch wenn Sie vor ein paar Zeilen noch dachten, dass Sie das nicht können.

Wozu ich Sie einlade, ist, dass Sie von nun an mit mehr Achtsamkeit merken, als Sie es bisher gewohnt sind.

In Achtsamkeit kann man sich üben. Es gibt dazu zahlreiche Übungen. Eine, die als einfach gilt – es aber nicht unbedingt ist – ist, den Atem zu spüren.

Wenn Ihnen das einfach erscheint, können Sie das zu einer regelmäßigen Übung werden lassen: Zunächst wahrnehmen, dass Sie atmen, fünf Minuten lang, dass Sie einatmen und dass Sie ausatmen.

Wenn Sie Atemmeditation erlernen möchten, empfehle ich Ihnen Sylvia Wetzels Buch »Leichter leben« als Einstieg und später eine Lehrerin oder einen Lehrer.

Manche Menschen bekommen Probleme, wenn sie sich auf den Atem konzentrieren. Dann können Sie probieren, ob es angenehm ist, sich auf die Bewegungen des Körpers beim Atmen zu konzentrieren.

Ich plädiere ergänzend dazu für Achtsamkeit im Alltag.

INNEHALTEN

Achtsam duschen:

Machen Sie sich bewusst, dass Sie das Wasser anstellen. Seien Sie mit der vollen Aufmerksamkeit dabei, wie Sie die Hähne aufdrehen und die Temperatur regeln. Nehmen Sie ganz genau wahr, welche Temperatur für Sie am besten ist. Wenn Sie den Strahl auf Ihren Körper richten und das Wasser über ihn fließen lassen, dann tun Sie es heute ganz achtsam, nehmen Sie jede Stelle des Körpers wahr, nehmen Sie sich Zeit dafür, wahrzunehmen, wie sich die einzelnen Teile des Körpers durch das Wasser fühlen. Wenn es Teile des Körpers gibt, die Sie ungern wahrnehmen, lassen Sie sie zunächst aus und beziehen Sie sie erst dann mit ein, wenn es Ihnen Freude macht. Sie haben Zeit.

Diese Übung kostet Sie kaum zusätzliche Zeit, aber sie wird Sie verändern. Machen Sie Ihre Erfahrung und werten Sie sie nach etwa vier Wochen aus. Ihre Körperwahrnehmung wird sich dadurch stark verändern und Achtsamkeit wird Ihnen dann sehr viel vertrauter sein.

Achtsamkeit ist in der buddhistischen Psychologie eines der wichtigsten Prinzipien. Man geht davon aus, dass Achtsamkeit zu üben ein hilfreicher Weg zu mehr Selbsterkenntnis ist. In der Achtsamkeitsmeditation aus dem Buddhismus geht es über das Wahrnehmen hinaus darum, dies mit Freundlichkeit, Offenheit, Großzügigkeit und Mitgefühl zu tun, also genau genommen um ethische Prinzipien.

Diese Praxis sollten Sie sich mit Hilfe von ausgebildeten Lehrern aneignen.

Der amerikanische Therapeut Jon Kabat-Zinn hat ein Acht-Wochen-Programm in Achtsamkeit entwickelt, MBSR, das seit Jahrzehnten Menschen mit Schmerzen und vielen anderen Problemen empfohlen wird. Die Erfolge damit sind beachtenswert. Mittlerweile hat sich seine Arbeit auch in Deutschland mehr und mehr durchgesetzt.

Man profitiert als gesunder Mensch mit hoher Wahrscheinlichkeit von diesen Übungen, als kranker Mensch kann man ebenfalls davon profitieren, sollte aber zunächst eine Begleitung dabei haben. Es gibt inzwischen verschieden Modifikationen des von Kabat-Zinn ursprünglich entwickelten Übungsprogramms.

Achtsamkeit können Sie mit allem praktizieren, mit dem, was Sie tun, was Sie denken, was Sie fühlen, was der Körper empfindet, und Ihr Leben wird auf jeden Fall reicher. Sie werden erleben, dass es spannend ist, sich selbst zu begegnen, spannender, als eine Zeitung zu lesen oder fernzusehen, glaube ich. Probieren Sie es und denken Sie daran, dass Sie es schon können, es geht nur darum, es bewusster zu tun.

INNEHALTEN

Diese Übung empfiehlt Jon Kabat-Zinn als Einstieg. Ich habe sie ergänzt um einen Aspekt, den ich kosmische Verbundenheit nenne:

Nehmen Sie drei Rosinen (wenn Sie Rosinen nicht mögen, können es auch kleine Apfel- oder Mandarinenstücke sein), nun essen Sie diese drei Rosinen hintereinander mit der größtmöglichen Achtsamkeit und Aufmerksamkeit. Das heißt, sie betrachten erst einmal die Rosine, nehmen sie also mit den Augen wahr, dann nehmen Sie ihren Geruch war, ihre Konsistenz können Sie ertasten, und erst, wenn Sie all dies getan haben, nehmen Sie die Rosine in den Mund und kauen sehr langsam und bewusst, indem Sie auch dies genau wahrnehmen. Erst, wenn die Rosine ganz flüssig ist, schlucken Sie sie und machen sich auch dies bewusst, wie die Rosine nun von der Mundhöhle durch die Speiseröhre in Ihren Magen sinkt. Wenn man den eigenen Körper ein wenig kennt, kann man das genau verfolgen. Dann verfahren Sie mit den beiden anderen Rosinen genauso.

Können Sie bemerken, dass jede Rosine ein wenig anders war?

Was war das für eine Erfahrung, so achtsam zu essen?

Nun bitte ich Sie noch, sich etwas Zeit zu nehmen, um sich bewusst zu machen, dass diese Rosinen aus einem anderen Land kommen, vermutlich der Türkei oder aus Kalifornien, vielleicht steht es auf der Packung, wo sie herkommen. Überlegen Sie sich, wie viele Lebewesen daran beteiligt waren, dass diese Rosinen wachsen konnten, geerntet wurden, um dann schließlich auf Ihrem Tisch zu landen. Da waren z. B. die Kleinlebewesen, die den Rebstock gedeihen ließen, aber zuvor der Weinbauer, der den Rebstock gepflanzt hat, der wiederum verdankt seine Existenz vielen Menschen, zuerst seinen Eltern usw.

Können Sie merken, wie sich Ihr Bewusstsein ausdehnt, wie Sie sich auf einmal verbunden fühlen mit so vielem, woran Sie vor ein paar Minuten überhaupt noch nicht gedacht haben? Und doch ist es jetzt in diesem Augenblick, wo Sie die Rosinen gegessen haben, da.

Zur Achtsamkeit gehört der Anfängergeist.

Anfängergeist

Es ist eine Tatsache des Lebens, dass wir immer wieder neu beginnen, ob uns das bewusst ist oder nicht.

Die Haltung des Anfängergeistes beinhaltet, dass wir auch Dinge, die wir schon oft gemacht haben – und natürlich auch die neuen –, mit einer offenen Haltung tun. Mit dem Bewusstsein, dass kein Moment dem anderen völlig gleicht, und auch deshalb mit großer Achtsamkeit.

Diese Haltung kann helfen, immer wieder Neues zu entdecken. Wir können bemerken, wie viel Reichtum auch im Einfachen und im scheinbar schon ganz Vertrauten steckt.

INNEHALTEN

Beobachten Sie in den nächsten Tagen einmal Dinge, die Sie immer wieder tun (müssen), z. B.: Wie gehen Sie einen täglichen Weg? Können Sie bemerken, dass es da Unterschiede gibt? Bei der Art, wie sie sich bewegen, bei der Art Ihrer Gedanken und Gefühle beim Gehen? Schauen Sie, was es für Sie bedeutet, wenn Sie mit der Haltung des Anfängergeistes Vertrautes tun. Können Sie bemerken, dass auch Vertrautes immer wieder eine neue Qualität haben kann? Wie wirkt sich das auf Sie aus?

Anfängergeist hat auch zu tun mit der Fähigkeit von kleinen Kindern, sich ohne Urteil, sondern mit Interesse auf Neues einzulassen.

Vielleicht ist es das, was Jesus mit »Wenn ihr nicht werdet wie die Kinder …« meinte: interessiert und neugierig und vertrauensvoll immer wieder neu zu beginnen.

Anfängergeist wird uns später noch einmal im Zusammenhang mit Abschied nehmen und Loslassen beschäftigen.

Gegenwärtig sein

Wenn Sie Anfängergeist pflegen wollen, geht das nur, wenn Sie sich dazu bereitfinden, mehr und mehr in der Gegenwart zu sein.

In allen großen spirituellen Traditionen wird betont, wie wichtig es ist, in der Gegenwart zu sein.

Gegenwärtig sein ist eines der besten Mittel gegen Angst, vorausgesetzt, die Gegenwart ist nicht bedrohlich. Wenn wir genau wahrnehmen, was *jetzt* ist, erledigt sich so manche Angst wie von selbst.

INNEHALTEN

Wenn Sie sich das nächste Mal ängstlich fühlen, erproben Sie, wie es ist, wenn Sie genau die Gegenwart wahrnehmen. Was geschieht mit Ihrer Angst? Wird sie kleiner? Löst sie sich gar auf? Falls das so ist, wird es Ihnen einleuchten, diese einfache Übung öfters anzuwenden.

Sich selbst beobachten

Wenn Sie achtsamer wahrnehmen, was ist, können Sie auch beobachten, dass es Unterschiede in Ihrem Befinden gibt. Manchmal fühlen Sie sich wohler und manchmal unwohler.

Nun möchte ich Sie einladen, dass Sie in den nächsten Tagen genauer beobachten, was eigentlich passiert, wenn Sie sich wohler fühlen. Sie müssen sich nicht »gut« fühlen, nur etwas wohler. Was ist dann eigentlich anders?

Was denken Sie, was tun Sie, welche Gefühle sind da und wer ist mit Ihnen? In welcher Umgebung sind Sie, wenn es Ihnen etwas besser geht?

All diese Fragen sind zur Selbsterkenntnis genauso

interessant, wie sich dauernd zu fragen, womit es zusammenhängt, dass es Ihnen schlecht geht. Damit will ich nicht sagen, dass Sie sich letztere Frage nie stellen sollen, ich bitte Sie nur, sich die andere Fragen, die danach, was ist, wenn es Ihnen besser geht, nicht zu vergessen.

Wann gelingt es Ihnen besser, ein Problem zu lösen? Wenn Sie gut »drauf« sind, oder wenn Sie sich schlecht fühlen?

Die Lösung liegt also vermutlich eher dort, wo es Ihnen etwas besser geht. Deshalb ist es wichtig, das herauszufinden.

Wenn Sie die Umstände und Ihr Verhalten genauer betrachten, werden Sie sicher das eine oder andere entdecken, von dem Sie merken, dass Sie es besser lassen sollten, und wieder anderes, von dem Sie merken oder ahnen, dass Sie es möglichst oft tun sollten.

Tun Sie Dinge, die Ihnen wohltun, oft, und meiden Sie Dinge, die Ihnen nicht wohltun!

Einstellungen verändern

Wenn Sie jetzt denken, die hat leicht reden, haben Sie natürlich auch Recht. Manchmal stehen wir uns selbst im Weg – daran können Sie etwas ändern – und manchmal ist das Leben einfach hart zu uns, daran kann man nicht immer etwas ändern.

Sicher kann es manchmal helfen, die Einstellung zu den Dingen zu verändern.

Mihály Csikszentmihályi hat bei seinen Forschungen herausgefunden, dass es nicht auf das »Was«, sondern auf das »Wie« ankommt und daran ist wesentlich unsere Einstellung beteiligt. Das bedeutet allerdings nicht, dass man sich gnadenlos überfordern oder ausbeuten lassen sollte.

Zweifellos gibt es Dinge, die man unterlassen sollte, wo es sinnvoll ist, ganz klar nein zu sagen.

1. Schauen Sie genau hin. Benennen Sie die Dinge, die sind, und versuchen Sie, alle Bewertungen wegzulassen. Ein Beispiel: Ich sitze in einem Therapiegespräch, dann kommt der unendlich laute Rasenmäher der Stadt und mäht vor meinem Fenster unerträglich lange die Wiese. Ich habe das Gefühl, ich platze gleich vor Wut. Immer kommt dieser blöde Rasenmäher und stört mich bei der Arbeit usw.

Können Sie merken, wie ich mich durch meine Gedanken mehr und mehr in Stress und Ärger hineindenke?

Was hieße beschreiben?

Da ist ein Rasenmäher. Er macht Krach. Da sitzt eine Ärztin. Sie spricht mit jemandem. Sie wird ärgerlich.

Merken Sie den Unterschied? Wenn wir Dinge beschreiben, so, wie Sie es vermutlich früher einmal in der Schule taten, als Sie diese Aufsätze schreiben mussten, in denen man alles genau beschreiben sollte, zum Beispiel ein Bild, dann sind weniger Gefühle da. Man wird »cooler«, aber man verdrängt nicht. Alles ist präsent.

Benennen, was ist – ohne zu be- oder gar verurteilen –, ist eine ausgezeichnete Möglichkeit, sich zu beruhigen. Probieren Sie es aus.

2. Gehen Sie auf Distanz. Benennen, was ist, ist bereits eine Form des Sich-Distanzierens. Das können Sie noch intensivieren, indem Sie sich Distanz vorstellen. Der römische Dichter Ovid hat z.B. vorgeschlagen, sich vorzustellen, man sei oben in den Sternen und würde das menschliche Leben von dort betrachten. Sie sehen, bereits die alten Römer hatten wohl die gleichen Probleme wie wir. – Das kann einen auch schon ruhiger machen!

Sie können sich auch vorstellen, in einem Flugzeug zu sitzen und sich von dort zu betrachten oder auf einem fliegenden Teppich oder in einem Heißluftballon. Nehmen Sie das Bild, das Sie am schönsten finden. Hauptsache, Sie schauen aus weiter Entfernung.

Werten Sie nun aus, wie es Ihnen damit geht, wenn Sie mehr Distanz haben. Gibt es einen Unterschied, sind Sie kühler geworden, ruhiger, ist der Kopf etwas freier? Falls ja, können Sie sich die Übung merken und bei nächster Gelegenheit wieder anwenden.

Belastendes von Weitem betrachten können Sie auch, wenn Sie das Gefühl haben, dass Sie sich unbedingt mit etwas auseinander setzen sollten.

Dass Sie das sollten, heißt nämlich noch lange nicht, dass Sie sich dabei aufregen müssen. Im Gegenteil. Wenn Sie das, was ist, erst einmal in Ruhe von Weitem betrachtet haben, finden Sie nach und nach die Kraft, es näher an sich heranzulassen. Denn einfrieren würde auf Dauer nicht helfen – wenngleich es vorübergehend nützlich sein kann –, sondern Gelassenheit im Umgang mit dem, was ist, auch wenn es schwer ist, hilft. Dazu kann eine ausreichende Distanz eine große Hilfe bedeuten.

Probieren Sie es aus, ob es bei Ihnen so ist.

Denn: Für manche Menschen ist es genau anders herum. Ihnen hilft nur, wenn Sie ganz, ganz nahe herangehen. Welcher Typ Sie sind, wissen Sie selbst am besten.

Dieses Nahe-Herangehen sollten Sie dennoch behutsam mit sich selbst tun und nicht nach dem Motto »Augen zu und durch«. Das ist nicht gemeint. Wer nahe herangeht, will genauestens betrachten. Wie ein Blumen- oder Schmetterlingssammler, der sich mit einer Lupe in die Wiese legt, damit er auch noch das kleinste Detail erkennen kann, und dann hat er irgendwann das wahre Wesen seiner Blume oder seines Schmetterlings erfasst. So könnte es Ihnen dann auch gehen: Durch genauestes Betrachten Ihres Problems erfassen Sie es und finden dadurch eine Lösung.

Wichtig ist, dass Sie herausfinden, was für ein Typ Sie sind, dann werden Sie auch den richtigen Weg finden.

> **INNEHALTEN**
> Beobachten Sie, ob Sie jemand sind, der gerne »den Überblick« hat, den bekommt man nur aus der Distanz, oder ob Sie an Details interessiert sind, ob es Ihnen Freude macht, »aus nächster Nähe« etwas zu tun.

Annahme

Bereits im ersten Kapitel habe ich dazu etwas gesagt, da Akzeptanz oder Annahme so wichtig ist, greife ich das Thema hier erneut auf. (Das hat auch einen Übungseffekt, und ich hatte Ihnen auch schon beschrieben, wie wichtig das Wiederholen ist, deshalb werde ich das in diesem Buch immer wieder tun.)

Dornen

Wir haben Rosen
gepflanzt
es wurden Dornen
Der Gärtner
tröstet uns
die Rosen schlafen
man muß auch
seine
Dornenzeit lieben.

(Rose Ausländer)

Rose Ausländer, von der dieses Gedicht stammt, macht eine wichtige Aussage. Wenn wir Dinge nicht ändern können, so ist es notwendig, also die Not wendend, sie anzunehmen.

Wenn Sie Ihre Trauer, Ihre Depression zurzeit nicht ändern können, so kann es sehr helfen, sie anzunehmen. Aber, Rose Ausländer spricht nicht *nur* von den Dornen! Sie weiß von den Rosen, oder der Gärtner sagt es ihr. Betrachten Sie Rosen im Herbst oder Winter, wenn die Blüten und Blätter abgefallen sind, da sieht es aus, als ob nur Dornen da wären. Dennoch sind die Blüten und Blätter auch schon im Keim da, wir können sie aber noch nicht sehen: »Es knospt/Es knospt/unter den Blättern/das nennen sie Herbst«, so heißt es in einem schönen Gedicht von Hilde Domin.

Annahme ist auch verwandt mit Nachgeben.

Nachgeben

Resiliente Menschen erkennen, wann es Zeit ist, nicht mehr zu kämpfen, sondern nachzugeben. Der Klügere gibt nach, drückt eine von Weisheit geprägte Lebenserfahrung aus; manchmal ist es klug, nachzugeben.

INNEHALTEN

Erinnern Sie sich an Situationen, in denen Sie nachgegeben haben, machen Sie sich bewusst, dass Sie über diese Fähigkeit verfügen. Falls Sie es noch nie getan haben sollten: Machen Sie einen ersten Schritt. Finden Sie eine Gelegenheit, bei der es Ihnen möglich ist nachzugeben. Werten Sie diese Erfahrung aus.

Menschen, die nachgeben können, wissen auch, dass jedem Winter ein Frühjahr folgt, und das heißt:

Alles geht vorüber

Dies ist manchmal für meine Patientinnen und Patienten der einzige Satz gewesen, der ihnen geholfen hat. Sie haben ihn sich immer wieder gesagt, um sich daran zu erinnern, dass es wirklich nichts gibt, das von Dauer ist. Manchmal sind es kleine Wellen, manchmal große, aber sie alle gehen vorüber.

Im Tao Te King heißt es: Das einzig Unveränderliche ist die Veränderung.

INNEHALTEN

Schreiben Sie alles auf, was sich in Ihrem Leben ohne Ihr aktives Zutun verändert (hat). Sie sind gewachsen, Sie verdauen, Sie scheiden über den Darm und die Blase aus. Sie atmen, Ihr Herz schlägt usw. Nehmen Sie sich für eine bestimmte Zeit vor – z. B. für eine Woche –, die alltäglichen Veränderungen bewusster wahrzunehmen. Werten Sie dann aus, wie sich dieses Wahrnehmen von Veränderung auf Sie auswirkt.

Besonnenheit

Wenn man nachgeben kann, hat das auch mit einer Fähigkeit zu tun, die man Besonnenheit nennt.

Besonnene Menschen können innehalten, abwägen. Sie können sich immer wieder von sich selbst etwas distanzieren, nehmen die eigenen Vorstellungen nicht als Dogma.

Besonnenheit könnte etwas mit Sonne zu tun haben. Selbst wenn das etymologisch nicht zutrifft, wäre es ein hübscher Gedanke.

Die Sonne scheint auf alles, sie fällt keine Urteile. Wenn

es uns gelingt, die Dinge erst einmal ohne (Vor-)Urteil zu betrachten, klärt sich manches.

INNEHALTEN
Nehmen Sie etwas, das Sie ärgert oder aufregt. Stellen Sie sich vor, Sie würden das Licht Ihres Geistes wie die Sonne auf diesen Ärger oder diese Aufregung scheinen lassen. Wie wirkt sich das aus? Sehen Sie mehr? Sehen Sie anders? Was geschieht mit Ihren Gefühlen?

Entschlossenheit und Willenskraft

Ich verknüpfe diese beiden Begriffe, weil Willenskraft für manche einen unangenehmen Beigeschmack hat. Tatsächlich verfügen aber resiliente Menschen über ein gesundes Maß an Entschlossenheit und Willenskraft, das, was sie sich vorgenommen haben, zu Ende zu bringen.

Hier entdecken sie wieder einen gewissen Gegensatz zur zuvor genannten Nachgiebigkeit.

Gesunde Menschen verfügen über die Fähigkeit, Gegensätzliches zu leben, jedes zu seiner Zeit, und zu wissen, dass Gegensätze zusammengehören.

INNEHALTEN
Spüren Sie an dieser Stelle einmal einigen Gegensatzpaaren nach: hell und dunkel, Tag und Nacht, Sommer und Winter und eben auch Nachgiebigkeit und Willenskraft.

Können Sie spüren, dass die daraus resultierende Spannung kraftvoll ist? Macht Sie diese Spannung neugierig?

Dann erlauben Sie sich gelegentlich, wenn Sie grade stark mit dem einen beschäftigt sind, sich auch an das andere zu erinnern.

In der chinesischen Philosophie wird das als Yin-Yang-Prinzip beschrieben.

Denkmuster bewusst machen

Achte auf deine Gedanken,
denn sie werden Worte.

Achte auf deine Worte,
denn sie werden Handlungen.

Achte auf deine Handlungen,
denn sie werden Gewohnheiten.

Achte auf deine Gewohnheiten,
denn sie werden dein Charakter.

Achte auf deinen Charakter,
denn er wird dein Schicksal.

(Nach talmudischer Überlieferung)

Nun bitte ich Sie, dass Sie einmal Ihre *Gedanken überprüfen.* Was denken Sie über die vermutliche Dauer Ihres Zustandes? Vielleicht: Das hört nie auf. Oder: Ich hab's ja gewusst, dass mir so etwas passiert. Oder: Ich habe sowieso nichts Besseres verdient. Oder zu der kleinen Übung von eben: Das ist doch nichts Besonderes. Wieso soll ich mich damit beschäftigen?

Diese Gedanken haben Wirkung. Wenn wir etwas intensiv und immer wieder denken, gibt es eine gewisse Wahrscheinlichkeit, dass die Gedanken sich verwirklichen. Das hat zum einen mit sich selbst erfüllender Prophezeiung zu tun, also der Tatsache, dass wir unsere Aufmerksamkeit immer stärker auf das Erwartete richten. Zum anderen kann man es möglicherweise auch physikalisch erklären, was jedenfalls einige tun. Wenn Gedanken Energie sind, dann kann sich diese Energie auch materialisieren. Wie auch immer. Überprüfen Sie es mit Hilfe Ihrer eigenen Erfahrung.

Dazu gibt es eine ÜBUNG, die Sie bitte als ein Spiel betrachten sollten:

Schreiben Sie sich für die nächste Woche für jeden Tag einen Satz auf, der mit »Ich bin« beginnt: also z.B. Sonntag: Ich bin glücklich, Montag: Ich bin traurig, Dienstag: Ich bin sauer, usw. Beginnen Sie am folgenden Tag und nehmen Sie am Morgen das Kärtchen mit dem Satz zur Hand. Konzentrieren Sie sich etwas darauf und nehmen Sie sich vor, tagsüber immer wieder daran zu denken. Werten Sie am Abend aus: Hat sich dieser Gedanke ausgewirkt? Die Rückmeldungen, die ich von meinen Patientinnen und Patienten bekommen habe, bestätigen, dass das Vorgestellte häufig – nicht immer! – eintritt. Ein Patient erzählte mir, dass er immer schon mal wütend sein wollte. Diesmal habe es geklappt.

Irgendwann haben Sie einmal angefangen, Gedanken über sich zu haben, mit denen Sie sich entmutigen, fertigmachen. Natürlich hatte das Gründe. Oft hängt es damit zusammen, dass man Meinungen übernimmt, die wichtige Bezugspersonen über einen oder über das Leben hatten. Deshalb, weil Sie das früher einmal aus guten Gründen angefangen haben zu denken, müssen Sie es aber jetzt nicht mehr fortsetzen. Es sei denn, Sie wollen es.

Wenn Sie es nicht mehr wollen, z.B. weil Sie merken, dass es Sie unfrei und unglücklich macht, können Sie es ändern. Manchmal braucht man dabei therapeutische Hilfe, aber vieles können Sie auch alleine machen. Ich weiß, dass viele Menschen mit Hilfe meines Buches »Imagination als heilsame Kraft« arbeiten und damit z.B. die Zeit überbrücken, bis sie einen Therapieplatz finden. Sie können also durchaus ausprobieren, ob Sie Ihre Gedankenmuster identifizieren wollen und sie dann ändern. Das wird nicht immer gleich Erfolg bringen, nicht immer von einer Minute auf die andere, aber wenn Sie *beharrlich und ausdauernd* dabei bleiben, besteht die Möglichkeit, dass Sie schöne Erfolge verbuchen können.

Ich empfehle Ihnen, Ihre Gedankenmuster folgendermaßen zu überprüfen:

1. Ist Ihr Gedanke realistisch?
2. Hilft dieser Gedanke Ihnen, gesünder zu werden?
3. Hilft dieser Gedanke Ihnen, Ihre Ziele zu erreichen?

Wenn Sie auch nur einen Punkt verneinen, sollten Sie in Betracht ziehen, den Satz zu verändern. Nicht im Sinn von »positiv denken«, sondern im Sinn von »realistisch denken«. Wer realistisch denkt, verallgemeinert nicht ständig, weiß, dass zum Leben Gegensätze gehören, verwendet Begriffe wie »immer und nie« nur gelegentlich, kennt die eigenen Stärken und Schwächen und verurteilt letztere nicht.

Gedanken überprüfen ist für Sie sicher auch nichts Neues. Haben Sie sich schon einmal gefragt, was Sie über diese oder jene Sache dachten? In diesem Moment haben Sie Ihre Gedanken überprüft, also den ersten Schritt gemacht.

Verändern

Ich möchte Sie jetzt daran erinnern, dass Sie bestimmt nicht zum ersten Mal in Ihrem Leben anfangen, etwas zu ändern. Das heißt, Sie können es bereits. Sie wissen, dass Sie fähig sind, Dinge zu verändern. Zunächst möchte ich Sie daran erinnern, dass sich in Ihrem Körper ständig etwas ändert. Sie atmen ein, Sie atmen aus, das ist ständige Veränderung. Ihr Herz schlägt eine Weile etwas schneller, dann wird es wieder etwas langsamer usw. Viele Veränderungen geschehen einfach und Sie brauchen dafür überhaupt nichts zu tun. Sie werden älter, auch das geschieht von selbst. Aber sicher haben Sie auch schon aktiv viele Veränderungen herbeigeführt. Jedes Mal, wenn Sie Ihre Haltung verändern, wenn Sie von einem Ort zum andern gehen, wenn Sie aufstehen, wenn Sie zu Bett gehen, verändern Sie etwas in Ihrem Leben.

INNEHALTEN

Schreiben Sie bitte alle Situationen in Ihrem Leben auf, wo Sie aktiv etwas verändert haben. Sind Sie schon einmal irgendwo weggegangen, sind schon einmal umgezogen? Jedes Mal, wenn Sie Ihre Haltung verändern, z. B. vom Tisch aufstehen nach dem Essen oder aus dem Bett, verändern Sie etwas. Das tun Sie so selbstverständlich, dass Sie wahrscheinlich etwas stutzen, dass ich das nun hervorhebe. Ich habe Ihnen versprochen, dass ich Ihnen nichts Neues beibringen will. Und so ist es. Sie können gar nicht anders, als immer wieder Dinge im Leben zu verändern.

Beobachten Sie bitte, bevor Sie mit dem Verändern der Gedanken anfangen, Ihre Fähigkeiten des Veränderns. Dann wird es Ihnen leichter fallen, die Gedanken zu verändern.

Schreiben Sie sich dann einen neuen Gedanken-Satz auf, der realistischer ist, Ihnen helfen kann, gesünder zu werden und Ihre Ziele zu erreichen. Lassen Sie sich Zeit zu formulieren. Es sollte sich auf jeden Fall realistisch anfühlen, also geht es nicht um »positives Denken«. Carl Simonton sagt, positives Denken sei besser als negatives, aber noch besser sei es, realistisch zu denken. Wahrnehmen, was ist!

Das haben Sie weiter oben schon entdeckt, dass Sie dazu fähig sind. Carl Simonton ist ein Arzt, der vielen Krebspatienten helfen konnte, indem er sie anregte, sich heilsame Bilder vorzustellen und die Gedankenmuster zu verändern. Es gibt eine Therapierichtung, die sich intensiv damit beschäftigt, Gedanken zu verändern, die »kognitive Verhaltenstherapie«. Aus dieser Therapieschule gibt es auch eine Menge Selbsthilfebücher, mit denen Sie sich beschäftigen können, wenn Sie merken, dass Ihre Gedanken sehr stark von Belastungen, Selbstabwertungen, Ängsten geprägt sind. Neuerdings gibt es viele Anregungen aus der Positiven Psychologie dazu.

INNEHALTEN

Ein anderer Weg ist, dass man über längere Zeit einfach nur beobachtet, wie man denkt. Man tut nichts weiter, als sich selbst beim Denken immer wieder zu beobachten und sich bewusst zu machen, was man denkt. Das ist der eher meditative Weg. Diesen Weg schätze ich besonders. Sie können gut mit Strichlisten arbeiten.

Legen Sie eine Liste an mit zwei Spalten. In der einen Spalte machen Sie immer dann einen Strich, wenn Sie sich selbst abwerten, in der anderen, wenn Sie etwas Sie selbst Bestätigendes denken.

Werten Sie die Liste nach einer Woche aus.

Wenn Sie das vier Wochen machen, wird sich mit hoher Wahrscheinlichkeit auf der Liste etwas ändern.

Womit hängt das zusammen? Wenn wir uns Dinge bewusst machen, wenn wir sie merken, besteht die Möglichkeit, dass sie sich verändern, weil wir sie nicht mehr so gewohnheitsmäßig tun können.

Das heißt, *Sie brauchen möglicherweise nicht mehr zu tun, als zu merken, der Rest ergibt sich – fast – von selbst.* Dass Sie fähig sind zu merken, haben Sie schon entdeckt.

Auch hier geht es darum, dass Sie sich selbst beobachten und dass Sie sich immer wieder erlauben innezuhalten.

Menschen sind verschieden. Den einen tut es gut, wenn Sie etwas in Angriff nehmen können, sie sind vielleicht zupackende, eher aktive Menschen, anderen behagt es mehr, wenn sie geschehen lassen, sie lassen sich am liebsten inspirieren, wieder andere fühlen sich am wohlsten, wenn sie die Dinge zum Ausdruck bringen, sie aufschreiben, malen, tanzen, und manchen hilft es, wenn sie alles ganz genau betrachten.

Nichts von dem ist besser oder schlechter als das andere. Jeder Weg ist wertvoll.

Sie ergänzen sich und man kann gelegentlich auch einmal einen anderen Weg gehen und erfahren, ob der einem auch Freude macht.

Sie erinnern sich, Freude als Weg!

Wenn Ihnen etwas Freude macht, dann geht es leichter, müheloser.

Mühelosigkeit

Sind oder waren Sie auch davon überzeugt, dass das Leben schwer ist, dass es »Mühsal und Arbeit« ist, nichts weiter? Dann werden Sie das auch erfahren haben.

Bei mir war es jedenfalls so, dass ich jahrzehntelang fest davon überzeugt war, dass das Leben halt schwer ist. Als ich so dachte, konnte ich mir überhaupt nicht vorstellen, dass es so etwas wie Mühelosigkeit für mich geben konnte.

Irgendwann Ende der Achtzigerjahre war meinem Team und mir die Arbeit so schwer geworden, dass wir *merkten*, so kann es nicht mehr weitergehen. Das war der erste Schritt. Zufällig – es fiel mir nämlich zu – las ich ein Buch, in dem es sehr viel um Mühelosigkeit ging. Da ging mir »ein Licht auf«. Aha, das gibt es also auch noch. Dinge können mühelos sein. Ich fasste den Entschluss, dass ich Mühelosigkeit in meinem Leben geschehen lassen wollte. Man kann sie nämlich nicht machen!

Ich habe sie in mein Leben eingeladen, den Raum dafür zur Verfügung gestellt.

Wie habe ich das gemacht? Ich habe mir Mühelosigkeit vorgestellt, als sei sie ein Wesen, und habe ihr gesagt, bitte komm zu mir, du bist herzlich eingeladen, dich bei mir einzurichten.

Rückblickend scheint es mir, als habe sie nur darauf gewartet, dass ich ihr Raum zur Verfügung stelle, denn sie kam. Auf leichten Füßen kam sie daher und brachte noch einige Freunde mit: Humor, Freude Lachen, Glück, Einfachheit und viele Menschen, die mir neue, mühelosere Wege zeigten.

Mühelosigkeit brauche ich Ihnen nicht zu erklären, das Wort erklärt sich selbst.

Wichtig ist, dass Sie sich erlauben, dass sie in Ihr Leben

kommen darf. Das führt vielleicht dazu, dass Sie eine Menge Überzeugungen über Bord werfen.

Zwingen Sie sich nicht dazu, sondern lassen Sie das auf sich zukommen. Sie werden merken, wann der richtige Moment da ist, dass etwas über Bord geht oder Sie es verabschieden.

Einfachheit

Sie ist gewiss eine Schwester der Mühelosigkeit. Wenn Sie die eine einladen, kommt die andere auch.

Vieles in unserem Leben ist kompliziert, weil wir es kompliziert machen.

Mir ging es so, dass ich dachte, mit einem Computer zu arbeiten sei sehr mühsam.

Dann kamen mein Sohn und meine Neffen und sagten, das ist doch ganz einfach.

Das machte mich wütend, weil ich es doch so kompliziert fand. Wie konnten die so etwas sagen? Ich dachte, na ja, sie sind jung, für die ist es leicht und einfach.

Irgendwann kam ich nicht mehr umhin zu lernen, mit dem Computer umzugehen, und siehe da, nachdem ich den ersten Schritt getan hatte, ging es leicht. Es war einfach. Jetzt kann ich mit meinem Computer Bücher wie dieses schreiben. Das ist eine »Riesenerleichterung«. Früher diktierte ich alles meiner Sekretärin, dann habe ich es korrigiert und sie musste den Text vollständig neu schreiben. Was für eine Prozedur! Heute ist das Schreiben eine Freude und mühelos. Es ging aber nur durch den *ersten Schritt*, dass ich mich entschloss, den Umgang mit dem PC zu lernen und das Erlernte auch anzuwenden.

INNEHALTEN

Erinnern Sie sich an ein paar Dinge, die Sie zunächst als schwierig erlebten und die einfach(er) wurden. Was hat es Ihnen ermöglicht, dass etwas einfach wurde?

Gehen Sie noch einmal zurück zu meiner Einladung oben, sich bewusst zu machen, welche Dinge ohne Ihr Zutun dauernd geschehen. Auch das ist etwas Einfaches. Dass so vieles geschieht, wie von selbst, ohne, dass wir uns bemühen müssen.

Noch etwas kann uns helfen, das Leben einfacher zu machen: die Bereitschaft, sich helfen zu lassen.

Die Bereitschaft, sich helfen zu lassen

Menschen mit seelischer Widerstandskraft zeichnen sich dadurch aus, dass sie sich von anderen helfen lassen können. Sie verlangen nicht von sich, alles alleine machen zu müssen.

Im Fall des PC hieß das, ich ließ mir von anderen den Umgang mit dem PC beibringen, und ich *vertraue* auf die Kompetenz der Hardware- und Software-Hersteller und muss das nicht alles alleine machen.

Kennen Sie jemanden, der alles alleine macht? Sein Brot bäckt, seine Schuhe selber herstellt, seine Kleider, seinen Strom? Es gibt einige, die das anstreben, aber selbst sie sind teilweise auf andere angewiesen.

Ich will damit sagen, dass Sie Sich-helfen-Lassen auf die eine oder andere Weise bestimmt praktizieren.

INNEHALTEN

Machen Sie eine Liste all der Dinge in Ihrem Leben, die nur mit Hilfe von anderen möglich sind. Z.B. Autofahren, das Auto haben andere gebaut, die Straßen auch, Sie brauchten einen Lehrer, um den Führerschein zu machen. Ähnliches gilt fürs Fahrradfahren. Selbst wenn Sie zu Fuß gehen, haben andere die Wege gemacht.

Oder das Herstellen von Lebensmitteln, Kleidung etc. Das heißt, Sie lassen sich helfen, haben aber möglicherweise bislang nicht daran gedacht, dass Sie fähig sind, sich helfen zu lassen.

Die Art von Helfen-Lassen, die die Resilienzforscher meinen, nämlich sich in der Not helfen zu lassen, können Sie ausgehend von Ihren bisherigen Erfahrungen mit dem Sich-helfen-Lassen lernen und üben, vorausgesetzt, Sie wollen es. (Über emotionale Hindernisse und wie man sie überwindet, sprechen wir noch.)

Ein Strom wollte durch die Wüste zum Meer. Doch so schnell er auch in den Sand fließen mochte, seine Wasser wurden dabei aufgesogen und verschwanden. Da hörte er eine Stimme, die aus der Wüste kam und sagte: »Der Wind durchquert die Wüste, und der Strom kann es auch. Du musst dem Wind erlauben, dich zu deinem Bestimmungsort hinüberzutragen.«

»Aber wie soll das zugehen?«

»Indem du dich von ihm aufnehmen lässt.«

»Aber kann ich nicht derselbe Fluss bleiben, der ich jetzt bin?«

»In keinem Fall kannst du bleiben, was du bist«, flüsterte die geheimnisvolle Stimme. »Was wahrhaft wesentlich an dir ist, wird fortgetragen und bildet wieder einen Strom.«

Und der Fluss ließ seinen Dunst aufsteigen in die Arme des Windes, der ihn willkommen hieß, sachte und leicht aufwärts trug und ihn, sobald sie den Gipfel des

Gebirges erreicht hatten, wieder sanft herabfallen ließ. Schöner und frischer als je zuvor.

(Weisheit der Sufi)

Die einfachen Dinge des Lebens

Es gibt aber auch noch eine andere Einfachheit. Die einfachen Dinge des Lebens.

Hier ein Text der Dichterin Hilde Domin, der meisterlich die Freuden der Einfachheit darstellt:

Laß uns landeinwärts gehn,
wo die kleinen Kräuter die Erde verankern.
Ich will einen festen Boden,
grün, aus Wurzeln geknotet
wie eine Matte.
Zersäge den Baum,
nimm Steine
und bau mir ein Haus.
Ein kleines Haus
mit einer weißen Wand
für die Abendsonne
und einen Brunnen für den Mond
zum Spiegeln,
damit er sich nicht
wie auf dem Meere,
verliert.
Ein Haus
neben einem Apfelbaum,
oder einem Ölbaum,
an dem der Wind

vorbeigeht
wie ein Jäger, dessen Jagd
uns
nicht gilt.

(Hilde Domin)

In meinen Gruppen lade ich die Teilnehmerinnen und Teilnehmer gerne ein, etwas Schönes, Beglückendes aus Ihrer Kindheit zu erzählen. Meist kommen dann ganz einfache Dinge: die ersten Ferien auf dem Bauernhof, im Heu spielen, ein Spaziergang mit einem geliebten Menschen (oft die Väter, die wenig Zeit hatten), das Spiel mit einem Ball. Immer sind diese Erinnerungen mit intensiven Sinneseindrücken verbunden: den Gerüchen, den Bewegungen, den Farben, den Geräuschen. Und die Augen beginnen zu leuchten, wenn sich die GruppenteilnehmerInnen zu erinnern beginnen. Das Schöne daran ist, dass, je mehr solcher Geschichten ausgetauscht werden, desto mehr gute Erinnerungen auftauchen, und die Freude wird größer, obwohl die Geschichten von »nichts Besonderem« erzählen.

Faulheit

Jetzt fragen Sie sich vielleicht, was in mich gefahren ist, dass ich Ihnen Faulheit empfehle. Schon immer gab es den einen oder anderen, der »das Lob der Faulheit« gesungen hat.

Auch wenn Faulheit einen schlechten Beigeschmack hat, ich bin mir sicher, dass es sehr nützlich und Resilienz stärkend ist, wenn wir gelegentlich faul sein können, richtige »Taugenichtse«. Das hilft uns nämlich, dass Neues in uns wachsen kann.

Der Winter in unseren Breitengraden könnte als eine Phase der »Faulheit« der Natur verstanden werden. Die Dinge geschehen, ohne dass etwas getan wird.

Es gibt dieses Faulsein zum Beispiel immer wieder auch im Märchen. Dann geschehen die Dinge »im Schlaf«. Die Märchenheldin oder der Held sind verzweifelt, weil sie irgendeine schwere Aufgabe zu lösen haben. Dann erscheinen hilfreiche Wesen und sagen, leg dich schlafen, alles wird sich zum Guten wenden.

Faulsein könnte also auch etwas mit Vertrauen und Loslassen zu tun haben.

INNEHALTEN

Haben Sie schon einmal erlebt, dass sich einige Probleme wie von selbst im Schlaf oder über Nacht gelöst haben, meist dann, wenn Sie aufgegeben, losgelassen hatten, »faul« waren?

Erlauben Sie sich gelegentlich bewusst, faul zu sein, und werten Sie das aus.

Engagement

Wieder ein Gegensatz. So sinnvoll es ist, gelegentlich nichts zu tun, so wichtig kann es sein, sich intensiv einzusetzen. Resiliente Menschen setzen sich ein, für ihre Ideale und Ziele. Albert Schweitzer hat gesagt, dass es wichtig ist, dass wir die Ideale, die wir alle als Jugendliche hatten, nicht aufgeben, selbst wenn wir später denken sollten, es handle sich um Illusionen.

INNEHALTEN
Erinnern Sie sich an Ihre Ideale, die Sie als Jugendliche/r hatten. Überprüfen Sie, ob Sie das eine oder andere wieder in Angriff nehmen können. Wie geht es Ihnen damit?

Hoffnung

Wenn wir keine Hoffnung hätten, würden wir vermutlich auch kein Interesse daran haben, uns helfen zu lassen oder uns zu engagieren, denn dann, so sagen hoffnungslose Menschen, hat das ja alles keinen Sinn.

Resiliente Menschen geben die Hoffnung nicht auf. Ein berühmtes Beispiel ist Viktor Frankl, der sich im KZ vorgestellt hat, wie er später über seine KZ-Erfahrungen berichten würde. Hoffnung scheinbar »wider besseres Wissen«. Kürzlich erzählte mir eine Frau, dass sie mitten in ihrer Krebserkrankung, als es ihr schlecht ging, plötzlich die Vorstellung entwickelte, wie sie später wieder tanzen würde. Sie wunderte sich darüber, denn es erschien so »unrealistisch«, aber da war dieser Hoffnungsfunke, der ihr Kraft gab, wieder gesund zu werden.

Sicher können Sie merken, dass Hoffnung und Vertrauen verwandt sind.

Nicht müde werden,
sondern dem Wunder
leise
wie einem Vogel
die Hand hinhalten.
(Hilde Domin)

INNEHALTEN
Überprüfen Sie, ob es schon einmal Situationen in Ihrem Leben gegeben hat, in denen Sie sich hoffnungsvoll gefühlt haben, obwohl sie selbst und Ihre Umgebung dachten, es gäbe nichts zu hoffen. Spüren Sie dieser Fähigkeit zum Hoffen nach und freuen Sie sich ein wenig daran.

Demut

Die Bereitschaft, sich helfen zu lassen, setzt nach meinem Verständnis auch Demut voraus. Dieser Begriff ist aus der Mode gekommen. Wir verbinden ihn mit Selbstaufgabe, Erniedrigung. Das muss aber nicht so sein.

Demut kann ausdrücken, dass wir uns bewusst sind, Teil eines größeren Ganzen zu sein, das uns birgt und trägt. So wie sich der Fluss in der zitierten Geschichte in die Arme des Windes fallen lässt.

Demütig sein können bedeutet nicht, sich klein und unscheinbar zu machen, sondern sich selbst getragen von einem größeren Kontext erleben zu können. Das kann Sicherheit und Freude vermitteln. Probieren Sie es aus.

Demut und Bescheidenheit sind verwandt.

Demütige Menschen wissen, dass sie nicht alles alleine machen können, dass sie ständig auf andere angewiesen sind und deshalb kein Grund für Überheblichkeit besteht.

Selbst- und Menschenbilder

Ob Sie sich helfen lassen, hat vermutlich auch viel damit zu tun, wie Sie sich selbst sehen. Ob Sie sich für wert halten, dass andere Ihnen helfen. Wenn Sie sich diesbezüglich für wertlos halten, hat Sich-helfen-Lassen möglicherweise sogar den gegenteiligen Effekt und das wäre schade.

INNEHALTEN

Bitte machen Sie sich klar, was Sie von sich selbst halten.

Denken Sie, dass Sie ein Kind Gottes sind und dass Sie deshalb wunderbar sind?

Oder denken Sie, dass Ihre Existenz nutzlos ist und es keinen interessiert, ob Sie da sind?

Schreiben Sie alles auf, was Ihnen an Gedanken über sich selbst kommt. Dann überprüfen Sie diese Sätze nach dem oben beschriebenen Schema.

Vielleicht ist es wichtig, dass Sie an dieser Stelle erfahren, dass auch unsere kollektive Sicht von uns selbst sich auf uns individuell auswirkt.

Wenn wir von klein auf lernen, dass wir nichtswürdige Wesen sind, so prägt sich das ein. Es gibt bestimmte christliche Richtungen, die so etwas vertreten. Andere sagen, dass wir nur durch Christus erlöst werden können, wir selbst aber nichts vermögen. Auch das wirkt sich aus.

Wenn Sie einige der alten Kirchenlieder, die zum Teil immer noch gesungen werden, auf ihr Menschenbild hin untersuchen, werden Sie erkennen, dass das nicht unbedingt ermutigend ist. (Es gibt allerdings auch einige sehr ermutigende und tröstliche Kirchenlieder.)

Das hat sich auf Sie und uns alle ausgewirkt.

Ein Selbstbild, das uns erlaubt, uns selbst auch als vollkommene Wesen zu sehen, verursacht mit Sicherheit bessere Gefühle.

Wer hat Recht? Der, der behauptet, wir Menschen seien wie Würmer, oder der, der sagt, wir seien alle Buddhas, nur wüssten wir es nicht?

In Indien heißt es, wir seien alle Königskinder, die sich

entschlossen haben, als Bettler zu leben, und irgendwann hätten wir vergessen, dass wir Königskinder sind.

Ich glaube, manchmal haben wir davon noch eine Ahnung. Vielleicht in Träumen oder in Märchen.

Prüfen Sie, mit welcher Meinung Sie sich besser fühlen. Denn hundertprozentig beweisen können Ihnen weder die einen noch die anderen, ob ihre Meinung »wahr« ist.

Die absolute Wahrheit bleibt uns Menschen verschlossen. Wir verfügen immer nur über relative Wahrheiten und damit stehen wir auch vor der Herausforderung, uns eine eigene Meinung zu bilden.

»Es liegt in der Macht des Menschen, zwischen Glück und Weh zu wählen.« (Pearl S. Buck)

Was denken Sie, welche Vorstellung macht Sie glücklicher? Dass Sie eine Königin/ein König sind, die/der vergessen hat, wer Sie sind, oder dass Sie ein Nichts sind? Manche mögen mich an dieser Stelle für eine hoffnungslose Pragmatikerin halten. Das kann und will ich nicht widerlegen. Ich meine, wir können uns durchaus die Konzepte, die uns wohltun, aussuchen und müssen uns nicht ein Leben lang mit Menschenbildern abplagen, die aus uns Unglückswürmer machen. Übrigens meine ich damit nicht, dass allein der buddhistische Weg glücklich macht. Mystische Wege des Christentums, wie sie z. B. Willigis Jäger vertritt, sind genauso inspirierend. Finden Sie Ihren Weg! Wichtig ist, sich klar zu machen, dass wir spätestens ab dem Erwachsenenalter frei sind, Selbst- und Menschenbilder zu entwickeln, die uns wohltun. Und das kann Ihnen auch niemand abnehmen, es sei denn, Sie wollen das so.

Ich unterscheide zwischen spirituellen Wegen, die einem

Freiheit und Inspiration geben, und solchen, die einen in Angst versetzen. Sehen Sie selbst, was der von Ihnen gewählte Weg Ihnen anzubieten hat.

Nun sagen Sie vielleicht, dass Sie mit Religion ohnehin nichts am Hut haben.

Dann sind Sie dennoch von den Bildern Ihrer Kindheit geprägt, deshalb möchte ich Ihnen vorschlagen, diese Bilder genau zu untersuchen.

INNEHALTEN

Schreiben Sie alles auf, was Sie als Kind über das Menschsein gelernt und gedacht haben. Überprüfen Sie diese Überzeugungen anhand des obengenannten Schemas.

Welche Menschenbilder leiten Sie heute? Ziehen Sie in Betracht, dass es andere gibt. Wie wirkt sich das auf Sie aus?

Selbstheilung

Dieser Begriff ist eng mit dem Selbstbild verknüpft. Selbstheilungskräfte bringen wir mit auf die Welt. Niemand braucht sie uns zu geben. Der Mensch ist ein Wunder, wie alle Schöpfung ein Wunder ist. Es gehört zur Schöpfung, dass sie sich selbst reguliert, und wir Menschen als Teil der Schöpfung verfügen ebenfalls über Kräfte der Selbstregulation und der Selbstheilung.

Leider tun wir viel, um Selbstregulation und Selbstheilung zu verunmöglichen. Der Traumaforscher Peter Levine hat beschrieben, dass wir fähig sind, uns nach einer traumatischen Erfahrung relativ rasch zu erholen, wenn wir unserer Körperweisheit erlauben, das Nötige zu tun. Dazu gehört z.B., dass wir zittern und weinen. Was tun wir? Wir schämen uns, wenn wir zittern und klagen und wollen lieber eine Valiumspritze. Das hat ungünstige Folgen, weil damit der Selbstregulationsmechanismus unterbrochen wird, ähnlich wie wenn man Fieber mit Aspirin unterdrückt. Das Fieber hilft nämlich unserem Körper, Substanzen zu produzieren, die nur entstehen können, wenn der Körper über 38,5 Grad warm ist. Das Zittern, manchmal sogar Um-sich-Schlagen, ist eine adäquate Reaktion auf die Tatsache, dass wir durch traumatische Erfahrungen erst einmal erstarrt sind. Wenn wir unserem Organismus erlauben würden, sich selbst zu heilen, und nicht dauernd eingreifen würden, hätten wir vermutlich einige Probleme weniger.

Susun Weed beschreibt, dass die Heilkunst der »Weisen Frau« einfach ist. Erst einmal betrachtet sie jede Erfahrung unter dem Aspekt, »womit nährt mich das?«, dann schaut sie, wie sie den Selbstheilungsprozess unterstützen kann. Und meist geschieht das auf sehr einfache Weise, z. B. nur mit einem einzigen Heilkraut oder mit einer Geste, z. B. die Hand halten. Nicht mit vielen verschiedenen Dingen auf einmal. Nach und nach wird sich herausstellen, was noch gebraucht wird.

Die innere Heilerin/der innere Heiler

Die Selbstheilungskraft kann man mit dem Bild der inneren Heilerin/des inneren Heilers in Verbindung bringen. Vielen meiner PatientInnen hilft dieses Bild.

INNEHALTEN

Nehmen Sie sich einen Moment Zeit, zur Ruhe zu kommen. Sie müssen nicht die Augen schließen, aber Sie können es tun, wenn es Ihnen angenehm ist.

Kommen Sie an, wo Sie sind: Spüren Sie den Kontakt mit der Unterlage, dem Boden, dem Stuhl, der Couch.

Machen Sie sich bewusst, dass es ein Wissen und ein Wollen gibt, das größer ist als Ihr bewusstes Ich, etwas, das dafür sorgt, dass Sie atmen, dass Ihr Herz schlägt, und tausend Dinge mehr, die alle geschehen, ohne dass Sie daran denken müssten.

Nun können Sie, wenn Sie möchten, diesem Wollen eine Gestalt geben oder eine Farbe, einen Klang, eine Empfindung (z. B. ein Wehen). Stellen Sie sich vor, dass diese Form, diese Gestalt Ihnen Antworten gibt, wenn Sie fragen. Und fragen Sie, was immer Sie bewegt.

Manche Antworten kommen im Medium der Sprache, als Worte, andere kommen als Bilder, oder vielleicht geschieht im Lauf des Tages etwas, das eine Antwort ist.

Über den inneren Heiler ist schon viel geschrieben und nachgedacht worden. Häufig war und ist es aber so, dass die äußeren Heiler den Eindruck erwecken, sie würden die Heilung »machen«. Äußere Heiler können jedoch nur einige Bedingungen schaffen, damit der innere Heiler wirken kann. Die innere Heilerin ist ein Teil des Göttlichen oder des Lebens. Je mehr es der äußeren Heilerin gelingt, sich mit der inneren Heilerin zu verbinden, desto höher ist die Chance, dass die äußere Heilerin wirksam wird, genau genommen erscheint.

Bitte bedenken Sie dies in Ihrem Herzen. Lassen Sie diese Überlegungen einfach auf sich wirken. Sie werden sie nicht nur mit dem Verstand erfassen. Aber sie sind auch nicht gegen den Verstand gerichtet. Ein kluger Verstand weiß, dass er nicht alles weiß und dass es mehr Dinge zwischen Himmel und Erde gibt, die unsere Schulweisheit nicht versteht.

Ich bezweifle, dass es Gottes Wille ist, dass wir auf Dauer leiden. Deshalb hat »Er« uns auch mit Selbstheilungskräften ausgestattet.

Sie müssen das aber nicht glauben, vielmehr bitte ich Sie, dass Sie es überprüfen.

Sie können sich immer wieder selbst davon überzeugen, dass es in Ihnen eine leise Stimme gibt, die Ihnen rät; ein Wissen, eine Weisheit *vor* allem Schulwissen.

Viele Patientinnen und Patienten haben mir berichtet, wie oft sie in sich eine Stimme wahrgenommen haben, die sie gewarnt hat, dieses oder jenes mit sich machen zu lassen, und erst danach haben sie gedacht, dass es wohl richtig sei, dem Arzt oder der Autorität zu folgen. Und wie oft haben sie hinterher entdeckt, dass die leise innere Stimme Recht hatte.

Ich möchte nicht gegen Ärzte sprechen, aber gegen ein Verhalten der Selbstüberschätzung.

Bescheidenheit, wenn nicht sogar Demut, ist etwas, was jedem Arzt/jeder Ärztin gut ansteht. Wer den Anschein erweckt, er/sie sei es, der heilt, irrt.

Da ich aus einer Ärzte- und Apothekerfamilie stamme, habe ich schon früh den Satz gehört, dass der Arzt kuriert, aber nur Gott allein heilt. (Diese Weisheit stammt von Paracelsus.)

Und: Niemand kann geheilt werden, der es nicht will.

Ärztinnen und Ärzte sollten auch mehr bedenken, dass wir nicht immer erfassen und verstehen können, welches Heil und welche Heilung in einer Nichtgesundung steckt. Dazu ist unser Verstand einfach zu klein.

Der amerikanische Arzt Larry Dossey spricht in diesem Zusammenhang von »kranken Kranken« und »gesunden Kranken«, Menschen also, die durch ihre nicht aufhörenwollenden Beschwerden im Grunde genommen »gesunden«.

Die Heilkunde der Weisen Frau betont, dass Entwicklungen spiralförmig verlaufen, das heißt, nichts geht ganz zum Anfang zurück, es entwickelt sich immer etwas Neues. Und da ist dann wieder dieser Gedanke, dass uns auch eine Krankheit nähren kann, von Bedeutung.

INNEHALTEN

Kennen Sie Menschen, die sich durch eine Krankheit ganz erstaunlich zum Positiven verändert haben?

Wie viel kann man durch Krankheiten lernen? Geduld z. B., Ruhe akzeptieren in unserer hektischen Zeit.

Ich habe mich damit ein wenig abgefunden, dass mein Organismus, wenn ich trotz guter Vorsätze wieder einmal zu viel tue, sich in der Regel mit kleinen Unpässlichkeiten meldet und mir sagt: »Luise, jetzt mach mal Pause.« Haben Sie schon einmal erlebt, dass Sie in ganz andere Dimensionen abtauchen, wenn Sie Fieber haben? Ich könnte das selbst so nicht »machen«, aber es tut mir gut, wenn es geschieht.

INNEHALTEN

Machen Sie eine Liste aller Erkrankungen, an die Sie sich erinnern können, und fragen Sie sich: Womit hat mich diese Erkrankung genährt? Sie können das meist erkennen, wenn Sie sich hinterher anders verhalten haben. Aber auch während des Krankseins ist es ja manchmal recht offensichtlich, z. B.: wenn man dadurch Zuwendung erfährt, die man sonst nicht oder selten bekommt.

Schuld- und Schuldgefühle

Viele Menschen bringen Krankheit mit Schuld in Verbindung und betrachten sie von daher als eine gewisse Strafe. Es gibt die christliche Variante der Strafe Gottes, weil man gesündigt hat, und die weltliche, dass es einem schlecht geht, weil man irgendetwas falsch gemacht hat, z. B. hat man nicht die richtigen gesunden Sachen gegessen oder zu viel mit dem Handy telefoniert oder, oder. Übrigens verwenden viele Menschen den Begriff »sündigen« in Bezug auf Essen.

Es gibt eine Stelle in der Bibel, wo Jesus einen Kranken heilt und ihm dann sagt: »Sündige fortan nicht mehr.« Jedenfalls wird das so in unserer Bibelübersetzung überliefert. (Es gibt auch eine ganze Reihe von Heilungsgeschichten, in denen Jesus keine Bedingungen gestellt oder sein Tun mit Aufforderungen verbunden hat.)

Einfacher wäre es oft, wir würden uns klar machen, dass Handeln – und auch Nichthandeln – Konsequenzen hat. Statt uns schuldig zu fühlen, könnten wir Verantwortung übernehmen. Wenn wir Verantwortung für das, was wir tun, übernehmen, kann es vorkommen, dass wir zu der Ansicht gelangen, das hätte ich besser nicht getan, und man kann sich dann z. B. »entschuldigen«. Verantwortung übernehmen heißt, ich stehe zu allem, was ich getan oder gelassen habe, und ich bin bereit, die sich daraus ergebenden Konsequenzen auf mich zu nehmen.

Ich komme wieder dazu, Sie zu erinnern, dass Sie das meiste schon können.

Diesmal möchte ich Sie daran erinnern, dass Sie bestimmt schon einmal in der einen oder anderen Sache Verantwortung übernommen haben.

INNEHALTEN

Wie wäre es, wenn Sie für die Dinge, für die Sie sich schuldig fühlen, stattdessen die Verantwortung übernehmen würden?

Wie wäre es, wenn Sie dann erproben, ob Sie Verantwortung übernehmen können, wenn Sie sich für etwas schuldig fühlen, das andere getan haben (z.B. was Ihre Eltern oder Großeltern während der Nazizeit gemacht haben)?

Und was wäre, wenn Sie dann bemerken würden, dass Sie das nicht können, weil man anderen Verantwortung für deren Handlungen nicht abnehmen kann?

Die Resilienzforschung sagt, dass resiliente Menschen sich nicht für das, was ihnen widerfährt, schuldig fühlen. Zwar gelingt ihnen das in der Regel nicht sofort. So fragen sich Unfallopfer z.B. zunächst: Was habe ich falsch gemacht? Aber im Lauf der Zeit können sie anerkennen, dass sie »taten, was sie konnten«.

Das heißt auch, dass Sie, wenn Ihnen ein anderer Mensch oder das Leben übel mitspielt, nehmen wir z.B. eine Flutkatastrophe, schließlich nicht mehr sagen, ich bin schuld, sondern, solche Dinge geschehen, es ist schrecklich, ich bin traurig, verzweifelt und ... ich nehme diese Erfahrung dennoch an.

Sie kennen vielleicht die Geschichte von Hiob. Hiob denkt, wenn er »gut« ist, dann geschieht ihm nichts Böses. Als schlimme Dinge geschehen, gibt er Gott die Schuld, er fragt Gott auch, ob er, Hiob, etwas falsch gemacht habe.

Endlich fügt er sich, wenn ich es richtig verstehe, weil er erkennt, dass Gott »alles« ist.

Es verändert meist nichts oder wenig, wenn wir uns oder anderen die Schuld geben.

Man könnte auf den ketzerischen Gedanken kommen, es wäre besser gewesen, Hiob hätte auch einmal etwas »Böses« getan, statt immer gut sein zu wollen. Hätte er vielleicht mehr Freude im Leben gehabt und das Schwere seines Lebens leichter ertragen können? Manche »guten« Menschen erscheinen »sauertöpfisch« und »moralinsauer«.

INNEHALTEN

Was geschieht, wenn Sie Schuld durch »Fehler« oder gar »Irrtum« ersetzen? Verändert sich dann etwas? Andere Kulturen sprechen nicht von Schuld, sondern von Irrtum. Was denken Sie, was das bei Ihnen bewirken würde? Würden Sie dann ein »schlechter« Mensch?

Manche meinen, dass das unsere Kultur so besonders macht, dass wir Schuld erkennen. Vielleicht mögen Sie darüber nachdenken, welchen Preis Sie für diese Art des Denkens bezahlen. Auch sie ist nicht die absolute Wahrheit, die kennen wir nicht.

An dieser Stelle möchte ich betonen, dass ich es durchaus für sinnvoll halte, ein Fehlverhalten zu bedauern und – falls es einen anderen Menschen verletzt haben sollte – dies auch zum Ausdruck zu bringen (etwa: Es tut mir Leid, dass ich dir damals nicht richtig zugehört habe, heute würde ich mich anders verhalten).

Was ist, wenn Sie es für möglich halten, dass es eine Erbsünde nicht gibt? Wie wirkt sich das auf Ihr Selbstwertgefühl aus? Sie merken vielleicht, ich habe keine Antworten, kann Sie nur anregen, Fragen zu stellen.

Es sind die patriarchalen, monotheistischen Religionen, die den Schuldbegriff sehr stark kultivieren. Warum wohl? Ist das wirklich ein Fortschritt?

Falls es gut ist, Schuld zu erkennen und anzuerkennen, so gilt das kaum je für Schuldgefühle.

Schuldgefühle erweisen sich meist als ungesund, aber sie können dennoch ein Schutz sein, allerdings nicht der gesündeste! Sie schützen uns vor allem gegen Ohnmachtsgefühle. Wenn man sich selbst oder anderen die Schuld gibt, dann geht man davon aus, man hätte etwas ändern können, wäre also nicht ohnmächtig. Und es kann sehr wichtig sein, sich nicht ohnmächtig zu fühlen.

Irgendwann, früher oder später, wird man aber nicht umhinkommen, anzuerkennen, dass man in der einen oder anderen Situation nichts machen kann.

INNEHALTEN

Schreiben Sie die Situationen auf, in denen Sie Schuldgefühle haben.

Untersuchen Sie, wie Sie sich fühlen würden, wenn Sie keine Schuldgefühle hätten.

Erleichtert oder traurig, ohnmächtig?

Ziehen Sie in Betracht, dass Sie sich mit Ihren Schuldgefühlen vor Trauer und Ohnmacht schützen.

Fragen Sie sich, ob Sie diese Art von Schutz – noch – brauchen.

Manchmal fühlen sich Menschen für andere schuldig. Eltern für ihre Kinder, Kinder für ihre Eltern. Viele Kriegskinder in Deutschland z. B. haben sich ein ganzes Leben für ihre Eltern schuldig gefühlt. Kann man dadurch Schuld wirklich tilgen? Die Antwort ist ganz klar: nein. Es ist nicht möglich.

INNEHALTEN

Gehen Sie der Frage nach, ob Sie sich für andere schon einmal schuldig gefühlt haben.

Fragen Sie sich, ob das irgendetwas verbessert hat.

War es heilsam?

Könnte es sein, dass das Ihre Art ist, anderen die Treue zu halten? Gäbe es andere Wege der Loyalität?

Eine witzige Art des Umgehens mit Schuldgefühlen entdeckte ich bei meinem hoch geschätzten Kollegen Gunther Schmidt in Heidelberg: Dort steht an einer Tür: »Wir übernehmen Schuldgefühle aller Größe und aller Sorten. Angebote werden jederzeit gerne angenommen.«

Stellen Sie sich vor, Sie könnten Ihre Schuldgefühle bei einer Versteigerung höchstbietend verkaufen. Was wollten Sie dafür haben? Würden Sie sie in Gold aufwiegen? Oder was wären sie Ihnen wert?

Wenn Sie dieser Gedanke schmunzeln lässt, machen Sie weiter. Wenn er Sie ärgert, weil Sie meinen, das sei eine viel zu ernste Sache, um darüber so blöde Witze zu machen, ist das auch gut.

Grenzen

Wenn man sich mit Schuldgefühlen beschäftigt, kommt man früher oder später zum Thema Grenzen.

Schwere Erfahrungen im Leben haben häufig mit Grenzverletzungen zu tun. Jemand hat Ihre Grenze verletzt, physisch oder psychisch. Sie werden damit konfrontiert, dass Sie Ihre Grenzen schützen möchten.

Wahrscheinlich kostet Grenzen-Ziehen immer etwas Mühe.

Mir hilft der Gedanke, dass wir Menschen hier auf der Erde die einmalige Chance haben, Trennung und Grenzen zu erfahren. Denn wo könnte man das sonst erfahren? Grenzen und Trennungserfahrungen lassen uns das Einssein, das Verbundensein umso mehr schätzen.

Daraus lässt sich ableiten, dass wir diese Erfahrungen bejahen sollten und das Beste daraus machen, selbst wenn es uns nicht leicht fällt.

Vielleicht haben Sie schon beobachtet, dass manche Menschen Grenzen besser ziehen können als andere.

INNEHALTEN

Beobachten Sie in der nächsten Zeit, wo es Ihnen gelingt, Grenzen zu ziehen.

Welche Bedingungen sind da? Bei welchen Menschen fällt es Ihnen leichter? In welchen Situationen?

Sie können auch andere beobachten, wie die es anstellen. Können Sie sich von denen etwas abschauen? Oder möchten Sie sich so auf keinen Fall verhalten?

ÜBUNG

Man stellt sich vor, dass man inmitten eines Lichtkreises steht, der den Radius des ausgestreckten Armes hat. Vor diesem Kreis befindet sich ein zweiter, der den eigenen Kreis zwar berührt, aber nicht in ihn übergeht. Und in diesem zweiten Kreis befindet sich die andere Person. Damit haben beide ihren sie schützenden Lichtkreis. Das finde ich besonders wichtig für alle die, die fürchten, wenn sie Grenzen ziehen, würden sie verletzen. Die andere Person ist auch geschützt!

Man kann dieses Bild verstärken, indem man sich vorstellt, man hätte eine Taschenlampe mit blauem Licht und würde beide Lichtkreise mit dem blauen Licht abtasten, zuerst den Kreis der anderen Person, dann den eigenen. Das blaue Licht soll den Schutz verstärken.

Machen Sie diese Übung ganz oft, wenn es Ihnen schwerfällt, Grenzen zu ziehen. Man kann sie auch beim Telefonieren machen, wenn man die Angewohnheit hat, dabei zu kritzeln. Dann kritzeln Sie doch einmal die beiden Kreise und erinnern sich daran, dass die andere Person ihr eigenes Licht und ihren eigenen Schutz hat und dass Sie ebenfalls geschützt sind.

Diese Übung stammt von Phyllis Krystal aus ihrem Buch »Die inneren Fesseln sprengen«.

Ein wichtiges Thema in diesem Zusammenhang ist für viele meiner Patientinnen und Patienten: Darf ich mich von meinen Eltern abgrenzen? Darf ich eine Einladung von ihnen abschlagen, darf ich zu Weihnachten einmal nicht zu ihnen gehen usw.?

Leider wird in vielen Familien Liebe mit Abhängigkeit und Festhalten verwechselt. Da vermittelt eine Mutter ihrem Kind schon früh mit oder ohne Worte, wenn du deine eigenen Weg gehst, tust du mir weh, und das Kind lernt früh, sich schuldig zu fühlen, wann immer es versucht, seinen eigenen Weg zu gehen. Die allermeisten Schuldgefühle scheinen dort ihre Wurzeln zu haben. Heutzutage gibt es das Schlagwort von den Kindern, die Grenzen brauchen. Dies mag stimmen. Das andere, dass nämlich (erwachsene) Kinder ihren Eltern Grenzen setzen sollten, habe ich oft für ebenso wichtig gehalten. Menschen mit seelischen Problemen leiden oft sehr stark an einer allzu engen, nicht förderlichen Abhängigkeit von ihren Eltern, die wiederum häufig von diesen gefordert wird.

Möglicherweise sollten alle an ihrem Ort – ob nun als Eltern oder als Kinder – sich darin üben, *liebevoll Grenzen zu ziehen*.

Darunter verstehe ich, dass man für die eigenen Grenzen eintritt und versteht, dass es der anderen Person unangenehm sein kann, diese Grenze nun zu ziehen. Diese Art von Verstehen wird auch als Mitgefühl beschrieben.

Grenzen ziehen zu können hat manchmal auch etwas mit Kampfgeist zu tun.

Kampfgeist

In meinem Verständnis ist das die gesunde Seite der Wut. Wir wollen, dass sich etwas ändert, dass jemand oder etwas uns »vom Leib« bleibt. Und dafür setzen wir uns mit aller Kraft ein. Darüber hinaus kämpfen wir für unsere Ziele, für das, was wir wirklich wollen, und lassen uns nicht beirren. Diese Haltung gibt Kraft. Wir können dann kraftvoll und eindeutig unsere Grenzen benennen und für sie eintreten.

INNEHALTEN

Erinnern Sie sich an Situationen, in denen Sie gespürt haben, dass jemand Ihre Grenze überschritt oder zu überschreiten drohte. Wie haben Sie reagiert? Haben Sie resigniert? Oder haben Sie auf irgendeine Art deutlich gemacht, dass der/die andere Ihnen zu nahe kommt und dass Sie das nicht wollen? Malen Sie sich die Situation noch einmal aus und stellen Sie sich vor, wie Sie klipp und klar eine Grenze ziehen. Sie können das durchaus mitfühlend tun. Etwa: »Ich weiß, dass du das jetzt gerne anders hättest und ich verstehe, dass dir das unangenehm ist, aber für mich geht das nicht so …«

Nein sagen

Grenzen zu ziehen setzt auch voraus, nein sagen zu können. Resiliente Menschen sagen nein, dort, wo sie empfinden, dass ihnen etwas nicht bekommt.

Sie sagen nein zu Menschen und Dingen, die ihnen schaden.

Manchmal muss man etwas erst ausprobieren, um zu wissen, ob es einem bekommt oder nicht. Wenn man es herausgefunden hat, ist es wichtig, sich davon abzuwenden, wenn es schädlich ist.

Sie üben Abstinenz oder Askese gegenüber dem Schädlichen.

INNEHALTEN

Hat es schon einmal Dinge in Ihrem Leben gegeben, die sie bewusst unterlassen haben, wo Sie zu sich oder anderen nein gesagt haben, weil Sie spürten, dass dieses Nein gut für Sie war?

Lassen Sie diese Situation noch einmal ganz genau mit allen Details vor Ihrem inneren Auge entstehen. Machen Sie sich alle Fähigkeiten bewusst, die Sie zur Verfügung hatten, um nein zu sagen.

Falls Sie zu der Meinung gelangen, Sie hätten das noch nie gemacht: Machen Sie einen ersten Schritt: Prüfen Sie, ob es zurzeit Situationen gibt, denen Sie besser fernbleiben würden. Wie könnten Sie es anstellen, das zu tun?

Welche Hilfe sollten Sie dafür in Anspruch nehmen? Was würde Ihnen helfen, loszulassen?

Beginnen Sie mit etwas, das Ihnen leicht fällt, und erst wenn Sie darin Übung haben, nehmen Sie sich auch schwierigere Situationen vor.

Ja sagen

Immer nein zu sagen ist genauso ungesund wie immer ja zu sagen. Es geht also um die Balance von beidem. In den letzten Jahrzehnten hat die Psychologie das Nein überbetont, weil sie davon ausging, dass Autonomie der höchste Wert sei. Heute sehen wir das anders. Verbundenheit ist sicher genauso wichtig wie Autonomie. Und daher ist es auch notwendig, ja zu sagen. Ja zu den Menschen, die wir lieben, zu unseren und ihren Schwächen, ja zum Leben.

Eine schöne Übung stammt von dem vietnamesischen Meditationsmeister Thich Nhat Hanh: Man gehe achtsam Schritt für Schritt und sage bei dem einen: »Ja zum Leben«, bei dem anderen: »Danke zum Leben.«

> **INNEHALTEN**
> Nehmen Sie in den nächsten Tagen bewusst wahr, wann Sie ja sagen. Zu welchen Dingen, Menschen und Situationen sagen Sie ja? Erlauben Sie sich eindeutige Jas?
> Wie oft sagen Sie »jein« statt ja? Was wäre, wenn Sie bewusst ja sagen würden?

Mitgefühl und Mitleid

Mitfühlende Menschen sind, wie Sie sicher schon erfahren haben, eine Wohltat.

Mitgefühl bedeutet: Ich weiß und verstehe, wie dir zumute ist. Gleichzeitig weiß ich auch, dass das jetzt nicht mein Gefühl, mein Leiden, ist. Und ich möchte Dir so beistehen, dass etwas Heilsames entstehen kann. Jedoch kann ich eine hilfreiche Distanz bewahren, die mich in die Lage versetzt, nicht im Schmerz der anderen Person zu versinken. Das kann bei Mitleid geschehen. Im Deutschen werden diese zwei Begriffe oft synonym verwendet. Mir hat es geholfen, sie voneinander zu unterscheiden und ziemlich genau an der wörtlichen Bedeutung zu bleiben. Ich gehe davon aus, dass man umso hilfreicher sein kann, je weniger man sich mit dem Leiden der anderen identifiziert, es aber dennoch mitfühlen kann.

In den westlichen Kulturen scheint es selten vorgesehen zu sein, dass wir mitfühlend mit uns selbst sind. Das Mitgefühl für andere steht eher im Zentrum. Damit engen wir uns ein und ich bezweifle, ob das auf die Dauer gut geht. Günstiger erscheint mir eine Sichtweise, die von vornherein voraussetzt, dass man mit Mitgefühl mit sich selbst beginnt. Dies ist die Voraussetzung für das Mitgefühl mit anderen.

Wenn Sie auf Ihrer Reise zu mehr innerer Freiheit wieder einen ersten Schritt tun wollen: Beginnen Sie mit Mitgefühl mit sich selbst.

INNEHALTEN

Erinnern Sie sich an eine Schwierigkeit aus den letzten Tagen. Machen Sie sich bewusst, wie Sie sich dabei gefühlt haben. Nehmen Sie so genau, wie Ihnen das möglich ist, alle Gefühle wahr, die da sind. Stellen Sie sich die Person, die Sie in diesem Moment waren, als ein Gegenüber vor. Nehmen Sie sie in den Arm, sagen Sie ihr, ich weiß, wie dir zumute ist. Es ist schlimm für dich gewesen. Beschönigen Sie nicht, versuchen Sie nicht, irgendetwas anderes zu tun, außer für dieses verletzte Ich da zu sein und es mit seinem Schmerz anzunehmen.

Interessanterweise wird im Buddhismus empfohlen, Mitgefühl gemeinsam mit drei anderen »himmlischen Verweilungen« zu pflegen, nämlich Gelassenheit, Freundlichkeit und dem möglicherweise Wichtigsten: Freude.

Es hat mir sehr geholfen, das von Sylvia Wetzel zu lernen. Mitgefühl alleine ohne die anderen drei kann zur Erschöpfung führen, insbesondere in helfenden Berufen!

Werten Sie danach aus, wie das für Sie ist, sich so zu begegnen. Wenn es wohl getan hat, sollten Sie diese Art der Selbstbegegnung oft anwenden.

Diese Form des Umgangs mit sich selbst hat noch einen günstigen Nebeneffekt: Man wird unabhängiger von der Zuwendung anderer. Da die anderen nicht immer Zeit haben oder geneigt sind, mit uns mitfühlend zu sein, ist es gut, wenn wir das selbst können. Probieren Sie es aus.

Barmherzigkeit

Barmherzigkeit ist eng mit Mitgefühl verwandt.

Resiliente Menschen können mit sich und anderen barmherzig sein. Sie wissen um und akzeptieren eigene Schwächen mit einer Haltung, die nicht beschönigt, aber weiß, dass wir sind, wie wir sind, nämlich unvollkommen, und dass wir darunter fast alle leiden. Barmherzigkeit bedeutet, dass man anderen nicht grundsätzlich etwas Böses unterstellt, sondern davon ausgeht, dass alle Menschen letztlich Glück und Wohlbefinden ersehnen.

Barmherzigkeit ist wohl das beste Gegengewicht gegen unsere Tendenz zu verurteilen.

INNEHALTEN

Erproben Sie das nächste Mal, wenn Sie bemerken, dass Sie sich oder andere verurteilen, ob es Ihnen möglich ist, zu einer barmherzigen Haltung zu finden.

Wie geht es Ihnen dann?

Ist es anders, als wenn Sie (ver-)urteilen?

Wärme

Wenn wir mit uns oder anderen barmherzig sein können, wird uns »warm ums Herz«.

Wärme ist etwas, was uns sehr unterstützen kann, damit sich unsere seelischen Widerstandskräfte besser entfalten. Wie Samen, die durch einen warmen Regen leichter und rascher aufgehen.

Wie viel Wärme tut Ihnen gut? Manche Menschen lieben es sehr warm, andere nur mäßig warm. Frauen scheinen etwas mehr Wärme zu brauchen als Männer.

INNEHALTEN

Spüren Sie, ob es in diesem Moment warm genug für Sie ist. Was können Sie tun, damit Ihnen wärmer wird? Die Heizung hochdrehen? Eine Decke? Eine Wärmflasche?

Oder ist es Ihnen zu warm? Was brauchen Sie, damit die Temperatur für Sie stimmt? Sollten Sie das Fenster aufmachen? Eine kühle Dusche nehmen? Machen Sie einen ersten Schritt und sorgen Sie dafür, dass Sie genau die Temperatur haben, die Ihnen wohltut.

Die richtige Wohlfühltemperatur kann uns helfen, dass wir auch innen wärmer werden, und kann helfen, dass wir kreativer und imaginativer werden.

Solidarität

In allen Forschungen über resiliente Menschen wird deutlich, dass solidarisches Miteinander deren Widerstandskräfte förderte. Diese Menschen sind sich bewusst, dass sie mit allem Leben verbunden sind. Sie pflegen Freundschaften. Sie engagieren sich im Rahmen ihrer Möglichkeiten auch für die Gemeinschaft. Sie bemühen sich um Gerechtigkeit. Solidaritätsgefühle und solidarisches Handeln entstehen leichter, wenn man bewusst Verantwortung übernimmt, daran hatte ich Sie weiter oben erinnert.

INNEHALTEN

Prüfen Sie, ob es irgendetwas – Menschen oder Dinge – gibt, wofür Sie sich schon einmal engagiert haben. Wie war das? Hat es Ihnen gut getan? Haben Sie sich damals erfüllt gefühlt? Wenn es gut für Sie war, prüfen Sie bitte, ob Sie es bald wiederholen können.

Falls Sie diese Erfahrung nicht kennen, machen Sie einen ersten Schritt: Überlegen Sie, ob es irgendetwas gibt, von dem Sie sich vorstellen können, dass Sie sich dafür einsetzen möchten. Erlauben Sie sich die Erfahrung und werten Sie sie aus.

Innere Bilder und Vorstellungskraft

Um sich für andere oder ein Projekt einzusetzen, hilft, wenn man sich *vorstellen* kann, dass man dadurch dazu beiträgt, dass ein wenig mehr Licht in die Welt kommt. So komme ich nun zu einem meiner Lieblingsthemen, dem der *inneren Bilder.*

Ich habe im Lauf der Jahre viele, viele wunderbare Geschichten von meinen Patientinnen und Patienten gehört, wie sie mit inneren Bildern arbeiten und wie diese sie bereichern.

Manche kommen damit in die Therapie, sie sind Meisterinnen und Meister im Imaginieren, anderen fällt es nicht leicht, aber sie berichten, dass sie davon profitiert haben, dass sie sich geduldig immer wieder auf heilsame Bilder eingelassen haben und dass das viel verändert hat.

Bildhaftes Denken können Sie sich ein wenig angewöhnen. Achten Sie zunächst auf Ihre Sprachbilder. Da Sie sich jetzt schon eine ganze Weile im »Merken« geübt haben, wird Ihnen das sicher nicht allzu schwerfallen.

Wenn Sie fähig sind, Sprachbilder zu verwenden, und wenn Sie sich an Ihre Wohnung erinnern können, wenn Sie nicht zu Hause sind, dann sind Sie fähig zur Imagination. Sie müssen keine inneren Filme sehen. Das können ohnehin nur etwa vierzig Prozent der Menschen.

Das vom männlichen Denken geprägte wissenschaftliche Zeitalter, das im 16. Jahrhundert eingeläutet wurde, hat die imaginative Arbeit der alten Heilkundigen verdammt. Man(n) fürchtete, das sei nicht zu kontrollieren. – Was übrigens stimmt. Ebenso hat die Kirche verboten, eigene Bilder zu entwickeln. Nur die von der Kirche vorgegebenen waren erlaubt.

Der große Arzt Paracelsus hielt die Imagination für das wesentliche Element der Heilkunst.

In der Tat: Innere Bilder können frei machen. Sie können mittels innerer Bilder überallhin und sich alles erlauben.

Wenn Sie sich vorstellen, dass Ihnen irgendwer oder irgendwas hilft, dann ist das an Ihre Imaginationsfähigkeit oder Ihre Vorstellungskraft gekoppelt. Aus der Placeboforschung, also der Forschung über Scheinmedikamente, kann man rückschließen, dass unsere Vorstellungskraft ein Medikament oder eine medizinische Intervention hilfreich werden lässt. Nach neueren Forschungen ist es nicht allein der Glaube, sondern die Vorstellungskraft und die Hoffnung, die Heilung bewirken. Außerdem hilft Mitgefühl! Mit uns selbst oder Mitgefühl, das uns andere entgegenbringen. So können Sie auch Ihre Vorstellungskraft für Mitgefühl mit sich und anderen nutzen, indem Sie sich vorstellen, wie Sie sich oder andere in den Arm nehmen. Schauen Sie, ob Sie das als positiv erleben und dann bitte ich Sie, tun Sie es oft.

Sicher ist, dass Sie, wenn Sie in Bildern denken und sprechen, mehr Ihre linke und rechte Gehirnhälfte gleichzeitig aktivieren, also ganzheitlicher werden. Das macht Sie auch kreativer.

Die Vorstellungskraft zeigt sich nicht nur in Bildern, sondern auch in musikalischen Vorstellungen, in Bewegungsvorstellungen. Je nachdem, was für eine Sinnesqualität bei Ihnen überwiegt, werden Sie eher in Klängen oder in Bewegungen und Berührungen denken als in Bildern.

Geschichten sind eine weitere Quelle für innere Bilder.

Ein immer wieder zitiertes Beispiel für bildhaftes Denken ist das von Swann aus Prousts »Auf der Suche nach der verlorenen Zeit«. Dadurch, dass er eine Madeleine, also ein nach Vanille duftendes Gebäckstück, in Tee tauchte, kamen ganze Sturzbäche von Erinnerungen, die vergessen geglaubt waren.

INNEHALTEN

Erinnern Sie sich noch an Ihr Lieblingsmärchen? An Ihre Lieblingsgeschichte aus der Kindheit, Ihr Lieblingsbilderbuch, Ihre Lieblingsmusik, Ihre liebste Art, sich zu bewegen, und Ihre Lieblingsgerüche und Lieblingsspeisen? Wenn ja, lassen Sie die Erinnerungserfahrungen so intensiv, wie es Ihnen möglich ist, in Ihnen lebendig werden. Wie fühlen Sie sich jetzt? Tut das gut?

Sie können wie Proust (s. o.) über Ihre Sinneskanäle auch wieder schöne Erinnerungen aktivieren.

An Ihren letzten Urlaub, an angenehme Erfahrungen …

Das sind Kraftquellen, die Sie viel öfter anzapfen können, als Sie bisher dachten.

Wenn Sie in der Gegenwart angespannt sind, kann die Erinnerung an eine schöne Zeit Sie wieder aufladen mit frischer Energie. Manchmal hilft es übrigens noch mehr, wenn man anderen davon erzählt, weil geteilte Freude oft doppelte Freude ist.

Wie oft haben Sie das schon gemacht? Ist das nicht der Grund, warum Menschen Fotos und Filme machen? Können Sie sich erinnern, dass Sie froh wurden, als Sie sich an Ihren letzten Urlaub erinnerten?

Vorstellungskraft nutzen

Nutzen Sie Ihre Vorstellungskraft auch, um vorauszuplanen. Gönnen Sie sich Visionen, malen Sie sich Dinge aus. Nutzen Sie auch Ihre Fähigkeit, Dinge realistisch einzuschätzen. Resiliente Menschen planen voraus. Sie wissen, dass das Leben weder nur aus Schrecklichem noch nur aus Gutem besteht, sondern dass es immer eine Mischung gibt. Vorausschauendes Planen hat mit Ihrer Vorstellungskraft zu tun. Sigmund Freud nannte das Probehandeln. Wenn Sie etwas Schwieriges vorhaben, können Sie ausprobieren, ob es Ihnen hilft, nicht nur in Gedanken, sondern zusätzlich in einem Rollenspiel das, was auf Sie zukommt, vorauszuplanen.

Prüfen Sie, wie es ist, sich auf eine solche Weise vorzubereiten. Macht es einen Unterschied zu den anderen Malen, wo Sie unvorbereitet waren?

Visionen

Wenn man Visionen entwickelt, nutzt man die Vorstellungskraft. Visionen sind besonders kraftvoll, wenn man alle Sinne mit einbezieht. Dadurch wird das innere Erleben stärker und hat auch eine größere Chance, Wirklichkeit zu werden.

Ich veranstalte seit Jahren Kurse für Psychotherapeutinnen und -therapeuten, die mit Erschöpfung im Beruf zu tun haben. Zunächst lade ich sie ein, sich mit ihrer inneren Weisheit in Verbindung zu setzen. Anschließend entwickeln die TeilnehmerInnen mit Hilfe ihrer inneren Weisheit eine Vision.

Weiter oben habe ich Ihnen von der inneren Heilerin/dem inneren Heiler erzählt. Die innere Weisheit ist eine Verwandte der inneren Heilerin, vielleicht sind die beiden sogar identisch, wer weiß.

Zunächst also der erste Schritt:

Für manche Menschen genügt es, einen Kontakt mit der inneren Weisheit zu erbitten, ihn zu wollen, und der Kontakt ist da.

Für andere ist es günstiger, sich innerlich erst einmal bildhaft darauf vorzubereiten. Dazu möchte ich Ihnen eine Übung vorschlagen.

INNEHALTEN

Stellen Sie sich vor, dass Sie spazieren gehen. Sie gehen ohne festen Plan. Da entdecken Sie einen wunderschönen Garten. Sie fühlen sich regelrecht eingeladen, dort einzutreten, und entdecken ein offenes Tor oder ein Törchen. Sie gehen hinein und entdecken den schönsten Garten, den Sie sich vorstellen können. Sie erfreuen sich an der Schönheit dieses Gartens, den bunten Blumen, dem Gesang der Vögel, dem Duft. Sie nehmen sich Zeit, diesen Garten in aller Ruhe zu erkunden. Schließlich entdecken Sie ein Haus inmitten des Gartens. Sie sind neugierig, wer es bewohnt. Und Sie entdecken, dass dort ein ganz, ganz alter Mensch lebt, der viel Güte und Weisheit ausstrahlt. Sie fühlen sich eingeladen, ihn zu besuchen und mit ihm zu sprechen.

Vielleicht begegnen Sie aber auch statt des uralten Menschen einem Kind. Es strahlt auf eine ganz besondere Weise und Sie wissen, dass dies ein weises Kind ist, manche nennen es das göttliche Kind.

Vielleicht entdecken Sie auch eine Gestalt, die ganz anders aussieht, aber ebenfalls diese besondere Ausstrahlung von Güte und Weisheit hat.

Wie auch immer: Diese Gestalt steht für Ihre innere Weisheit. Sie hat Sie erwartet und freut sich, dass Sie endlich gekommen sind. Sie wird Ihnen, wann immer Sie sie besuchen, gerne zur Seite stehen, aber sie wird sich nicht aufdrängen. Sie müssen sie einladen (das ist die Bedingung, die nur Sie schaffen können).

Jetzt erfolgt der zweite Schritt:

Wenn Sie so weit gekommen sind, können Sie sich mit Hilfe Ihrer inneren Weisheit nun daranmachen, Ihre Visionen zu entwerfen: für Ihr ganzes Leben, für spezielle Situationen, z. B. Ihren Beruf, Ihre Beziehungen, was auch immer. *Solange Sie Ihre Vision sich entfalten lassen, ist es wichtig, nicht mit der Realitätsprüfung zu kommen.* Erst einmal soll jeder Einfall, jeder Gedanke, jedes Bild, jeder Wunsch da sein dürfen.

Wenn Sie das Gefühl haben, dass Sie sich genug mit Ihrer Vision beschäftigt haben, verabschieden Sie sich von Ihrer inneren Weisheit, gehen den Weg zurück und verlassen den Garten.

Lassen Sie sich Zeit, das, was da entstanden ist, auf sich wirken zu lassen. Noch immer ist es nicht an der Zeit, die Realitätsprüfung vorzunehmen.

Vielleicht lassen Sie ein paar Stunden oder sogar Tage vergehen. Erst dann prüfen Sie, wie Ihre derzeitige Wirklichkeit zu der Vision passt.

»Ein Gott ist der Mensch, wenn er träumt, ein Bettler, wenn er nachdenkt.« (Friedrich Hölderlin)

Aus meiner Sicht heißt das, dass wir, wenn wir »träumen«, also am Tag imaginieren oder uns Visionen erlauben, mit unserem inneren Reichtum in Kontakt kommen.

Prüfen Sie anschließend, was Sie selbst aktiv zur Verwirklichung Ihrer Träume beitragen können. Das können viele kleine Schritte sein. *Wichtig ist, sich auf den Weg zu machen.* Es kann auch sein, dass Sie eine Reihe innerer und äußerer Hindernisse zu überwinden haben.

Eine sehr wirksame Art, Visionen in die Tat umzusetzen, ist, so zu tun, als sei die Vision bereits Wirklichkeit.

So tun, als ob

Vielleicht denken Sie jetzt, dass das gar nicht geht. Ich will auch nicht behaupten, dass das »So tun, als ob« immer möglich ist. Es geht aber vielleicht häufiger, als Sie denken.

Nehmen wir an, Sie können jemanden nicht leiden. Die meisten Menschen erzählen in so einem Fall sich und anderen immer wieder, wie schrecklich doch dieser Mensch ist. Und wenn man sich dann trifft, dann sieht man sich bestätigt. Man sieht bestimmt nicht die guten Seiten. Wenn Sie nun genau hinschauen würden, würden Sie vermutlich feststellen, dass dieser Mensch doch auch die eine oder andere gute Eigenschaft hat, aber wenn man einmal daran gewöhnt ist, jemand nicht leiden zu können, nimmt man so etwas nicht mehr wahr.

Nun können Sie ein *Experiment* machen: Behandeln Sie einen Menschen, den Sie nicht allzu gut leiden können, so, als habe er viele gute Eigenschaften. Werten Sie nach vier Wochen aus, ob sich Ihre Beziehung verändert hat.

Man weiß, dass Meinungen über etwas uns ganz entscheidend beeinflussen. Leider zum Teil in äußerst ungünstiger Weise. Achtsames Wahrnehmen dessen, was ist, ist eine Möglichkeit, dem vorzubeugen. Eine andere, so zu tun, als ob der andere Mensch trotz unserer Überzeugung doch auch gute Seiten hat. Oder die Welt, trotz unserer Meinung über sie, doch ein guter Ort sei. Das fällt Menschen, die viel Belastendes erlitten haben, oft sehr schwer. Für sie ist die Welt kein guter Ort. Natürlich haben sie damit Recht. Vielleicht ist es auch gut, an dieser Meinung festzuhalten, weil sie einen schützen kann, allzu leichtgläubig zu sein. Aber manchmal engt man sich damit auch sehr ein. In diesem Fall könnten Sie ausprobieren, ob es Ihnen hilft, einmal versuchsweise so zu tun, als ob die Welt doch ein recht freundlicher Ort ist.

Genau genommen ist die Welt ein guter und ein bedrohlicher Ort. Resiliente Menschen beschönigen nicht. Aber sie konzentrieren sich in der Regel doch mehr auf die erfreulichen Seiten des Lebens.

So tun, als ob, ist kein Selbstbetrug. Denn in jedem Menschen und in jeder Situation ist beides enthalten: das Erfreuliche und das Unerfreuliche. Wenn wir jemanden nicht leiden können, nehmen wir ganz überwiegend dessen unerfreuliche Seiten wahr und blenden dessen erfreuliche Seiten aus. Auch Mitgefühl mit anderen kann helfen, dazu ist es hilfreich, genau hinzuschauen.

Genau hinschauen

Wenn wir uns darin üben, genau hinzuschauen, d.h. ganz genau und ohne Vor- oder Vorausurteil wahrzunehmen, was ist, könnten wir erkennen, dass der andere Mensch sowohl die eine wie die andere Seite hat. Wenn wir nun so tun, als ob er liebenswert ist, helfen wir uns selbst, das, was vermutlich ohnehin auch da ist, mitzubekommen.

Wenn wir einer Situation die Chance geben, für uns günstig zu sein, indem wir so tun, als ob sie günstig wäre, geben wir eigentlich uns selbst eine Chance, – endlich – wahrzunehmen, dass die Chance schon längst auf uns gewartet hat.

Probieren Sie es aus, glauben Sie nicht mir, sondern Ihrer vorurteilsfreien Erfahrung.

Zurück zu Ihrer Vision

Wenn Sie sich eine Vision erlauben wollen und können, dann ist es, als ob Sie Samen ausstreuen. Wie Sie wissen, ist im Samen bereits der Baum enthalten.

Nun muss der Same aber wachsen können. Dazu braucht es sehr unterschiedliche Bedingungen. Manches wächst und gedeiht am besten bei viel Sonne und viel Regen und einem fruchtbaren Boden. Aber längst nicht alles. Manches braucht eher einen sandigen Boden, manches sogar einmal Frost, vielleicht fällt Ihnen noch mehr ein.

Ihre Vision braucht möglicherweise ganz andere Bedingungen, um sich zu verwirklichen, als die Ihrer Freundin.

Ganz wichtig ist, dass Sie sich klar machen, dass Dinge sich oft in einer völlig anderen Zeit entwickeln und entfalten, als Sie das meinen. Da kommt wieder das andere, das größere Wollen ins Spiel. Man kann die Verwirklichung von Visionen nicht beschleunigen, wenn das größere Wollen nicht mitspielt. Meine Erfahrung ist, dass ich, wenn sich die Dinge nicht so einstellten, wie ich es mir dachte, später jeweils bemerken konnte, dass es gut war, dass es so gekommen war. Wenn ich noch in der Situation (gefangen) bin, kann ich das aber oft nicht wahrnehmen, und oft bin ich dann sauer auf das Leben, dass es nicht so will, wie ich das will. (Dem Leben macht das nichts, aber mir tut es gelegentlich gut, an solchen Stellen sauer zu sein.)

Wenn wir alles überblicken könnten, was wir aber eben nicht können, dann wüssten wir natürlich sofort, dass die Vision oder der Wunsch uns später Ungemach bringen könnten.

Kennen Sie die alte Geschichte von dem Mann und der Frau, die drei Wünsche hatten? Der Mann wünscht sich etwas, was die Frau ganz unsinnig findet, und unbedacht sagt sie, ich wünschte, du hättest eine Wurst auf der Nase, so blöd, wie du bist. Der Wunsch ging in Erfüllung und damit mussten sie den dritten Wunsch dafür verwenden, die Wurst von der Nase des Mannes wegzuwünschen.

INNEHALTEN

Schreiben Sie alle Wünsche auf, die Sie schon einmal hatten, und ob sie sich erfüllt haben.

Prüfen Sie, wie Sie jetzt über diese Wünsche denken. Wäre es gut gewesen, wenn sie sich erfüllt hätten, haben sie sich erfüllt und wie denken Sie jetzt über diese Wunscherfüllung? Bereuen Sie, dass Sie diesen Wunsch hatten?

Fast alle Menschen bemerken, dass manche Wünsche aus heutiger Perspektive lieber nicht in Erfüllung gegangen wären. Dass sie nicht genügend bedacht haben, dass der Wunsch zu Konsequenzen führt(e), die sie möglicherweise gar nicht wollten, usw.

Resiliente Menschen hadern nicht allzu lange mit sich und ihrem Schicksal, sie verbieten sich aber auch nicht eine momentane Empörung.

Nicht erfüllte Wünsche und Visionen können also damit zu tun haben, dass es letztlich nicht gut für Sie wäre, wenn der Wunsch erfüllt würde.

Andererseits ist es wichtig wahrzunehmen, dass das Leben uns oft Wünsche erfüllt, aber nicht ganz genau auf die Weise, wie wir dachten.

Dazu eine Geschichte:

> Ein Mann, nennen wir ihn Hans, lebt in einem Haus, nahe an einem Fluss. Es gibt Hochwasser. Das Haus droht überflutet zu werden. Es kommen Menschen, die Hans mitnehmen wollen, bevor es zu spät ist. Hans sagt, Gott wird mich retten, und geht nicht mit. Das Wasser steigt. Jetzt kommt ein Boot, um Hans mitzunehmen. Wieder lehnt er mit dem Hinweis, Gott würde ihn retten, ab, mitzukommen. Am Ende kommt ein Hubschrauber, aber Hans will sich von Gott retten lassen. Er geht unter. Im Himmel angekommen, fragt er Gott, warum hast du mich nicht gerettet? Da spricht Gott: Ich habe dir Menschen geschickt, ein Boot und einen Hubschrauber …

INNEHALTEN

Gehen Sie Ihre Wunschliste noch einmal durch und fragen Sie sich, ob es Situationen gab, in denen Sie sich ähnlich wie »Hans« verhielten.

Viele Patienten berichten mir von unerfüllten Wünschen, die sie auf einen Menschen gerichtet haben. Dabei haben sie dann oft übersehen, dass es Gelegenheiten mit anderen

Menschen gegeben hätte. Sie waren so sehr auf eine bestimmte Art der Wunscherfüllung fixiert, dass sie nicht mehr offen waren, wahrzunehmen, welche Möglichkeiten sich ihnen boten.

Resiliente Menschen prüfen sich ihnen bietende Gelegenheiten. Sie verwerfen sie nicht sofort. Erst wenn sich nach Prüfung herausstellt, dass die Gelegenheit doch nicht so günstig ist, wie erhofft, wird sie verworfen.

Dies geschieht dann ohne Selbstanklage: Hätte ich doch … Sondern eher mit einer Haltung: Gut, dass ich es versucht habe, ich habe etwas gelernt.

INNEHALTEN

Prüfen Sie, ob es in Ihrem Leben schon einmal vorgekommen ist, dass Sie sich auf etwas eingelassen haben, von dem sich später herausstellte, dass es nicht günstig für Sie war. Ist es Ihnen schon einmal gelungen, dann loszulassen, ohne sich Selbstvorwürfe zu machen? Dass Sie einfach akzeptiert haben, dass es nicht gut war? Wie haben Sie das geschafft? Was haben Sie über sich und die Situation gedacht?

Vergleichen Sie dieses Verhalten dann mit Situationen, in denen Sie sich Selbstvorwürfe gemacht haben. Was war anders? Können Sie daraus etwas lernen?

Viele Menschen erlauben sich keine Visionen, weil sie meinen, »bei mir geht sowieso alles schief«. Wenn Sie so denken, verbauen Sie sich mit ziemlicher Sicherheit die Möglichkeit, dass sich Ihre Wünsche erfüllen. Die Angst setzt sich nämlich durch.

INNEHALTEN

Nehmen Sie noch einmal Ihre Wunschliste. Prüfen Sie, ob Sie wirklich nur den Wunsch hatten, oder gab es da auch eine Angst, das wird sowieso nichts?

Es scheint so zu sein, dass sich dann häufig die Angst durchsetzt, vielleicht weil wir ihr mehr Energie geben als dem Wunsch.

Wenn wir etwas wollen oder wünschen, ist es wichtig, dass wir »beherzt« sind. Damit meinen wir ja vor allem mutig, aber auch vertrauend.

Wenn Sie also wollen, dass Ihre Visionen Wirklichkeit werden, braucht es Mut und Vertrauen.

Der Mut bezieht sich darauf, dass wir bereit sind, die Konsequenzen, die sich aus unseren Wünschen ergeben, auf uns zu nehmen. Nicht zu zaudern nach dem Motto: Ach, vielleicht lieber doch nicht.

Es ist in Ordnung zu zaudern, aber wir sollten wissen, dass wir uns damit selbst das Wasser abgraben, und nicht andere oder das Schicksal verantwortlich machen.

Damit Visionen Wirklichkeit werden können, müssen wir also sowohl durch unser eigenes Dazutun die Bedingungen schaffen, es braucht aber auch das größere Wollen, dem wir vertrauensvoll unsere Wünsche anheimstellen.

Zum Schluss dieser Überlegungen ein Satz von Rainer Maria Rilke aus seinen Briefen an einen jungen Dichter:

> »Vielleicht sind alle Drachen unseres Lebens Prinzessinnen, die uns einmal schön und mutig sehen wollen.«

Das Wort Mut lesen Sie hier oft. Es geht um den Mut, den ersten Schritt zu tun, manchmal einen Schritt in eine ganz neue Richtung und den Mut, beharrlich weiterzugehen, wenn wir feststellen, dass der Weg der richtige für uns ist.

Was der richtige Weg für uns ist, merken wir oft dadurch, dass wir unserer Intuition folgen.

Intuition

Intuition ist eine besondere Form des Wissens, die zwar auch mit unseren Erfahrungen und dem, was wir gelernt haben, zu tun hat, aber ebenso verbunden ist mit unserer inneren Weisheit, unserem tieferen, oft unbewussten Wissen.

Die Stimme der Intuition ist eher leise. Sie verklingt auch meist sehr rasch. Damit wir sie hören können, ist es notwendig, bereit zu sein, auf dieses Leise in uns zu lauschen.

INNEHALTEN
Erinnern Sie sich an Momente in Ihrem Leben, wo Sie Ihrer inneren Stimme gefolgt sind. Wie haben Sie das geschafft? Wie hat sich das auf Sie ausgewirkt?

Waren Sie anschließend leichter, befreiter? Wenn ja, hilft Ihnen diese Erkenntnis bestimmt, wieder mehr auf die Stimme der Intuition zu vertrauen. Tun Sie es öfter. Intuition macht das Leben reicher.

Inspiration

Sie ist mit der Intuition ein wenig verwandt, aber sie scheint doch stärker aus anderen seelischen Bereichen zu stammen. Man könnte sagen, sie kommt von unserem größeren Selbst, vom kollektiven Unbewussten. Sie ist überindividuell.

Wenn wir etwas Schönes sehen, wenn wir uns freuen, wenn wir Musik hören, die uns wohltut, wenn wir tanzen, um nur einige Beispiele zu nennen, kommen wir am leichtesten in Berührung mit Prozessen, die uns inspirieren.

Auf einmal fühlen wir uns verbundener, leichter, getragener, erfüllt von Gewissheit.

INNEHALTEN

Fragen Sie sich, ob Sie sich schon einmal inspiriert gefühlt haben. Durch was? Durch wen? Können Sie sich häufiger mit dem beschäftigen, was Sie inspiriert, häufiger mit inspirierenden Menschen zusammen sein? Dann tun Sie es bitte.

Je öfter wir uns inspirieren lassen, desto mehr bilden wir Gegengewichte zum Schweren und zu dem, was auf uns lastet und uns bedrückt.

Inspiration zeigt sich häufig bei kreativen Prozessen.

Kreativität

Haben Sie schon einmal gemalt oder geschrieben, gesungen oder getanzt oder irgendetwas anderes Kreatives getan? Z. B. Ihre Wohnung oder Ihren Garten neu gestaltet? Dann werden Sie sich erinnern, dass dann häufig Inspiration wirkt. Dinge geschehen, ohne dass Sie darüber nachdenken. Sie können sich einem Prozess überlassen und einem Wirken, das über Ihr bewusstes Ich hinauszugehen scheint.

Wenn wir intuitiv und inspiriert sind, gelingt uns vieles »wie von selbst«. Solche Erfahrungen brauchen wieder von uns geschaffene Bedingungen, damit sie eintreten können.

Deshalb ist es wichtig, sich Zeit zu nehmen, damit wir ohne Ziel handeln können. Zielorientiertes Handeln ist notwendig. Aber es ist weniger geeignet, um unsere kreativen Kräfte entdecken und sich entfalten lassen zu können.

Eine Möglichkeit, mit Ihren kreativen Seiten in Kontakt zu kommen, ist, dass Sie etwas mit der linken Hand tun, das Sie sonst mit der rechten tun. Z.B. mit links malen, oder schreiben.

INNEHALTEN

Nehmen Sie sich Zeit und malen Sie etwas mit der linken Hand, wenn Sie Rechtshänder sind, oder mit rechts, falls Sie Linkshänder sind und nicht umdressiert.

Beobachten Sie, wie das für Sie ist. Bemerken Sie die Unterschiede?

Was entsteht, wenn Sie sich mehr erlauben, sich diesem Prozess zu überlassen?

Oft kommen wir dadurch mit unseren kindlichen Seiten in Kontakt. Wenn dieses Kind lebendig sein durfte und nicht alles in ihm unterdrückt wurde, dann ist es eine sehr wichtige Kraftquelle.

Freuen Sie sich also, wenn Sie auf einmal anfangen, kindlicher zu malen oder zu schreiben. Dann sind Sie in Kontakt mit dieser inspirierten kindlichen Seite und die ist kreativ. Kinder sind kreativ. Wir auch, wenn wir uns bewusst wieder erlauben, es zu sein. Dieses Potenzial ist vorhanden. Wir sind Schöpferinnen und Schöpfer. Erlauben Sie sich mehr, Ihre Kreativität zu spüren und auszudrücken. Das heißt nicht, dass man ein Picasso oder ein Mozart sein muss. Es geht um die Teilhabe am Gestalten. Und das tun Sie ohnehin. Sie gestalten Ihr Leben tagtäglich, Sie können gar nicht anders. Nun tun Sie es nur ein wenig bewusster und mit mehr Offenheit. Werten Sie aus, wie sich das auf Sie auswirkt. Wenn es Ihnen wohltut, wiederholen Sie es bitte.

Originalität

Jeder Mensch ist einmalig, ein Original. Haben Sie darüber schon einmal nachgedacht? Wie fühlt sich das an, das zu wissen? Resiliente Menschen wissen um ihre Originalität und deshalb verlassen Sie sich mehr auf sich selbst. Sie wissen, dass auch der noch so gut gemeinte Rat eines anderen niemals alles das berücksichtigen kann, um das wir selbst am besten wissen.

INNEHALTEN

Wie wäre es, Sie würden sich für eine Weile jeden Morgen sagen: »Ich bin einmalig. Mein Beitrag für das Universum ist wichtig, weil ich einmalig bin. Niemand und nichts kann mich ersetzen.«

Werten Sie aus, wie sich diese Art der Selbstbegegnung auf Sie auswirkt.

Wenn Sie Ihnen guttut, wiederholen Sie das oft.

Wir sind originell, wenn wir uns selbst in unserer Einmaligkeit schätzen. Es ist dann leichter, kreativ und originell zu sein.

Authentisch sein

Ist mit dem Gefühl von Originalität und Einmaligkeit verwandt. Nur wenn es uns gelingt, wir selbst zu sein, uns zu lösen von den Meinungen und Vorstellungen anderer, wie wir zu sein hätten, fühlen wir uns authentisch.

Dieses Gefühl trägt zum Flow und zur Resilienz bei. Daher möchte ich Ihnen vorschlagen, dass Sie immer wieder innehalten und prüfen: Will ich das jetzt?

Passt das zu mir? Das schließt nicht aus, altruistisch zu sein, also dies wirklich zu wollen.

Das Wort, das Authentizität nach meiner Erfahrung am meisten entgegensteht, ist »müssen«.

INNEHALTEN

Überprüfen Sie bitte jedes Mal, wenn Sie sagen, ich »muss«, ob das zutrifft. Müssen Sie wirklich? Oder kann es sein, dass Sie wollen? Dann sagen Sie bitte »ich will«. Oder heißt es, dass Sie nicht wollen? Dann wäre es gut, wenn Sie »ich will nicht« sagen könnten.

Was uns daran zu hindern scheint, unser volles Potenzial zu leben

Früher dachte ich, dass etwas, das mich hindert, möglichst verschwinden soll. Innen wie außen. Kennen Sie diese Haltung von sich?

Weg mit allem, was mir als Hindernis erscheint. Sie können diese Haltung im Kleinen wie im Großen, z.B. in der Politik, beobachten.

Relativ spät habe ich entdeckt, dass in dem Unerwünschten oft enorme Ressourcen stecken, die ich so lange nicht nutzen kann, wie ich es los sein will. Und dass das Teil meiner Besonderheit, dieses Unikats Luise ist.

Ich habe erfahren, dass das Wichtigste, das ich für mich tun kann, ist, dass ich mich selbst mit allem, was ist, akzeptiere, ja sogar liebe.

Dieses Wissen und die daraus sich ergebenden Erfahrungen beschäftigen mich nun seit Jahren. Und ich erinnere mich immer wieder am genauesten dann daran, wenn es mir gerade nicht gelingt, danach zu leben. Natürlich fühle ich mich leichter und wohler, wenn es mir ein wenig gelingt, mich danach zu richten, also mich selbst anzunehmen. Das ist nicht leicht, da ich von mir einige Dinge erwarte, die selten gelingen. Andererseits ist es auch eine große Hilfe für meine persönliche Entfaltung, dass mich das Nichtgelingen erinnert, mich auch mit meinen Schwächen anzunehmen und nicht perfekt sein zu wollen.

So hat das Gelingen sein Gutes, denn wenn es gelingt, die Hindernisse in uns als Teil unserer Einmaligkeit und Originalität zu sehen, ist es auch leichter, diese Hindernisse zu akzeptieren. Und das Misslingen hat auch sein Gutes: Es stachelt uns an, die Dinge erneut in Angriff zu nehmen. Auf diese Art kann man dann auch Hindernisse und Stolpersteine in wertvolle Schätze verwandeln.

INNEHALTEN

Notieren Sie alles, was Sie für eine Schwäche halten, für ein Hindernis in Ihnen.

Überlegen Sie sich, was es für Sie bedeuten würde, wenn Sie darüber nicht verfügen würden. Würden Sie dann etwas verlieren oder etwas gewinnen?

Machen Sie eine Liste der Stärken, die in Ihren Schwächen verborgen sind.

Wenn wir diese Übung in der Klinik gemacht haben, gab es immer großes Gelächter.

Ungeduld wird so zu Effizienz, Ängstlichkeit und Feigheit zu Vorsicht, Depression zu Pausemachen und Innehalten usw.

Einige werden mir widersprechen und denken, dass es doch Dinge gibt, die man unbedingt los sein sollte, und dass ich Unrecht habe, wenn ich mich damit begnüge, diese Dinge zu akzeptieren. Zum Teil stimme ich ihnen zu. Daher habe ich doch noch ein paar ergänzende Ideen. Im Amerikanischen heißt es:

Change it, leave it or love it. Verändere die Dinge, lass sie los oder liebe sie.

Diese Haltung erlaubt uns, mehrere Möglichkeiten zu überprüfen: Manchmal lohnt es sich, darüber nachzudenken, ob man außer zu lieben – oder wenn das nicht gelingen will – etwas verändern kann oder gar lassen.

Wenn sie mit meinem Buch arbeiten, werden Sie vermutlich alle drei Wege beschreiten: Manches werden Sie akzeptieren, manches werden Sie lassen, loslassen, verlassen oder gar ge-lassen(er) nehmen, dann sind Sie schon wieder beim Akzeptieren. Und schließlich werden Sie vieles beinahe wie von selbst ändern.

So tun, als ob, ist eine Haltung, die sich aus allen drei Wegen Unterstützung holt: Sie brauchen ein Stück spielerische Gelassenheit, um sich überhaupt zu erlauben, dass Sie so tun, als ob. Sie verändern etwas, weil Sie nicht mehr an Ihren herkömmlichen Mustern festhalten, und damit lassen Sie auch ein Stück los.

Gelassen sein

Gelassenheit kann man aus verschiedensten Perspektiven betrachten, aus philosophischen, theologischen, psychologischen. Für mich ist ein Spruch von Meister Eckhart ein Wegbegleiter zu diesem Thema:

> »Wenn du unbetrübt und gelassen sein willst, musst du eines besitzen: die Einsamkeit des Herzens.«

Diesen Satz verstehe ich so, dass wir zu einer inneren Unabhängigkeit finden sollten, um uns frei zu fühlen.

Dabei hilft eine Haltung des Sich-Anvertrauens. Religiöse Menschen werden sich Gott anvertrauen. So heißt es in Bachs Kantate: »Herz und Mund und Tat und Leben«: »Hilf, Jesu, hilf, dass ich auch dich bekenne in Wohl und Wehe, in Freud und Leid, dass ich dich meinen Heiland nenne im Glauben und *Gelassenheit* …«

Christlich gläubige Menschen vertrauen sich gelassen Jesus an. Andere haben dafür andere Worte: Sich dem Leben anvertrauen, die Dinge geschehen lassen, wie das Leben will …

Das »einsame Herz« sucht nicht dauernd nach Bestätigung durch andere, sondern es folgt der inneren Stimme, der inneren Weisheit.

Wenn Sie den ersten Schritt getan haben und sich mit ihrer inneren Weisheit/ihrer inneren Heilerin verbunden haben, dann wird es leichter für Sie werden, diese »Einsamkeit des Herzens« zu leben.

Auch hier finden wir wieder die Verbindung mit *Mut* als einer Einstellung, die *Beherztheit* erfordert. Je beherzter wir sind, desto mehr inneren Raum und innere Unabhängigkeit besitzen wir. Dies wiederum hilft uns, gelassener zu werden.

Resiliente Menschen finden immer wieder zu innerer Gelassenheit zurück. Sie sind es natürlich nicht andauernd, jedoch finden sie Wege und sind willens, zurückzufinden.

INNEHALTEN

Erinnern Sie sich an Situationen, in denen Sie sich gelassen oder gelassener als gewöhnlich gefühlt haben. Prüfen Sie, was und wer Ihnen geholfen hat, diesen Zustand zu erreichen. Waren Ihre Gedanken ruhiger, ist es Ihnen gelungen, die Situation zu akzeptieren, haben Sie selbst sich beruhigt oder hat jemand anderes beruhigend auf

Sie gewirkt? Vielleicht waren es auch noch ganz andere Dinge, die Ihnen geholfen haben, zur Gelassenheit zu finden. Rufen Sie sich die Situation(en) so genau wie möglich ins Gedächtnis und lassen Sie die Empfindung von Gelassenheit auf sich wirken.

Wohlwollen

Gelassenheit ist die Basis einer wohlwollenden Haltung. Wenn Sie sich und anderen gegenüber wohlwollender sind, fühlen Sie sich wohler.

Wohlwollende Menschen setzen bei sich und anderen gute Absichten voraus, ohne dass sie andauernd beschönigen müssen. Ein wenig Beschönigung kann allerdings wohltun. Vielleicht bedeutet dieses Wort ursprünglich, dass wir fähig sind, die Schönheiten hinter dem Hässlichen zu erkennen.

Man kann sich z.B. immer wieder klarmachen, dass andere Menschen, genau wie man selbst, sich bemühen, *ihr* Bestes zu geben. Das Beste eines Menschen ist natürlich nicht unbedingt *das* Beste. Und wenn wir nicht wohlwollend sind, orientieren wir uns an diesem Besten und fangen an, an den anderen herumzunörgeln. Wohlwollend sein bedeutet daher auch, den andern wahrzunehmen als den, der er nun einmal ist, und ihn dafür zu achten und zu schätzen.

Die Annahme eigener Schwächen ist dazu eine wichtige Voraussetzung.

Was könnte Ihr erster Schritt zu mehr Wohlwollen sein?

INNEHALTEN

Beobachten Sie sich wenigstens eine Woche lang und machen Sie eine Strichliste.

Auf der einen Seite machen Sie jedes Mal einen Strich, wenn Sie mit sich selbst wohlwollend umgehen, auf der anderen Seite machen Sie einen Strich, wenn Sie mit sich selbst kritisch und vorwurfsvoll sind.

Vermutlich wird auf der Vorwurfsseite mehr sein. Kümmern Sie sich bitte diesmal nicht darum, sondern konzentrieren Sie sich auf die Striche auf der wohlwollenden Seite. Erinnern Sie sich noch einmal an die eine oder andere Situation, in der es Ihnen gelang, mit sich selbst akzeptierend zu sein. Wie haben Sie das fertiggebracht? Was haben Sie gedacht? In welcher Stimmung waren Sie? Sie werden vielleicht bemerken, dass Stimmungen sich häufig sehr stark auswirken: Wenn Sie gut gestimmt sind, geht es mit dem Wohlwollen leichter, sind Sie schlechter Stimmung, nehmen Sie sich – und anderen – eher etwas übel.

Weiter oben habe ich Ihnen davon erzählt, dass wir vieles nicht machen können, dass wir aber Bedingungen schaffen können, damit Dinge geschehen können.

Möglichst häufig für eine gute Stimmung, eine wohlwollende Gestimmtheit sorgen, das können Sie, wenn Sie jetzt eine Konsequenz aus Ihrer Erfahrung ziehen: Wie entstehen gute Stimmungen? Häufig dadurch, dass wir uns freuen.

INNEHALTEN

Freude als Weg kennen Sie schon. Das war einer Ihrer ersten Schritte. Wenn Sie dafür sorgen, dass Sie sich mehr freuen, wird Ihre Stimmung sich »aufhellen« und damit haben Sie eine Grundlage für Wohlwollen geschaffen. Nehmen Sie daher jetzt bitte Ihr Freudetagebuch zur Hand und lesen Sie, was dort steht. Lassen Sie das, was Sie aufgeschrieben haben, auf sich wirken. Erinnern Sie sich wieder an die kleinen und größeren Freudemomente?

Können Sie spüren, dass Ihre Stimmung sich verbessert? Denken Sie jetzt an einen Fehler der letzten Tage, über den Sie sich mächtig geärgert haben. In welchem Licht sehen Sie diesen Fehler jetzt? Sind Sie ein wenig gnädiger geworden?

Dann kennen Sie jetzt Ihren ersten Schritt für mehr Wohlwollen: Freude!

Freude als Weg. Da haben Sie ja schon den ersten Schritt und einige weitere getan. Mit Ihrem Freudetagebuch nämlich.

Sie können sich also wieder davon überzeugen, dass der erste Schritt notwendig war für weitere.

Einen Schritt nach dem anderen haben Sie getan. Wie schwer war es bis jetzt für Sie? Werten Sie Ihre bisherigen Erfahrungen, die Sie mit Hilfe dieses Buches gemacht haben, aus.

Wenn Sie zu dem Ergebnis gelangen, dass das meiste mühelos war, dann machen Sie weiter. Wenn Sie das Bisherige mühsam fanden, bitte ich Sie zu prüfen, was Ihnen im Weg steht. Sie sollten sich dann erst einmal damit beschäftigen.

Ich möchte mich jetzt noch etwas mehr mit möglichen Hindernissen beschäftigen und Sie anregen, das darin verborgene Potenzial (wieder) zu entdecken.

Stolpersteine

Davon gibt es kleine und große. Was geschieht, wenn Sie stolpern? Sie werden achtsamer, wacher. Sie schauen genauer hin. Wenn Sie wieder genauer hinsehen, entdecken Sie möglicherweise auch wieder mehr Schönheiten auf dem Weg. Das heißt, auch Stolpersteine haben ihr Gutes. Auch sie sind Nahrung.

> »Auch aus Steinen, die einem in den Weg gelegt werden, kann man Schönes bauen.«
> (Johann Wolfgang von Goethe)

INNEHALTEN

Aber was ist, wenn die Stolpersteine riesig sind, so dass Sie sich daran wehtun? Haben Sie das schon einmal erlebt? Wie haben Sie darauf reagiert? Haben Sie sich vorgenommen, Sie gehen nie mehr spazieren, weil die Welt voller Steine ist, gegen die man stößt? Haben Sie sich vorgenommen, dass Sie alle Stolpersteine der Welt ignorieren werden? Haben Sie versucht, einen Panzer zu entwickeln, an dem sogar die dicksten Stolpersteine abprallen? Haben Sie sich gedacht, manchmal sind Wege bequem und manchmal gibt es dicke Steine, die einem im Weg sind, mal sehen, vielleicht komme ich an ihnen vorbei? Wie sonst haben Sie reagiert? Haben Sie auch schon einmal wie in den oben zitierten Zeilen denken können, oh, da habe ich jetzt tolle Steine, um etwas zu bauen?

Resiliente Menschen akzeptieren, dass es Stolpersteine gibt, und verhalten sich eher wie Wasser. Das Wasser findet überall seinen Weg. Sie trauen sich zu, einen Weg zu finden.

INNEHALTEN

Erinnern Sie sich an die eine oder andere schwierige Situation in Ihrem Leben, die Sie gemeistert haben. Was haben Sie damals gemacht? Waren Sie stur? Haben Sie gekämpft? Haben Sie nach einem Ausweg oder einem Umweg geschaut? Sind Sie diesen neuen Weg gegangen? Was hat Sie ermutigt, das zu tun?

Wenn Sie in Ihrem Leben bereits eine schwierige Situation gemeistert haben, wissen Sie bereits und haben es auch erfahren, dass man Stolpersteine überwinden kann.

Sollte das noch nie der Fall gewesen sein, möchte ich Ihnen vorschlagen, dass Sie erst einmal mit den kleinen Stolpersteinen anfangen, die Ihnen helfen können, wacher zu werden. Übersehen Sie, wenn möglich, die großen und konzentrieren Sie sich auf die kleinen. Das wird Ihr Selbstvertrauen stärken. Sie werden bemerken, dass Sie durchaus in der Lage sind, mit Stolpersteinen fertigzuwerden.

Außer: Sie denken die ganze Zeit, dass Sie das nicht können.

Wenn Sie denken, dass Sie etwas nicht können, wird das mehr und mehr zu Ihrer Wirklichkeit. Sie können dann nicht mehr anders, als nicht zu können.

Wenn das der Fall sein sollte, bitte ich Sie, dass Sie sich diese Tatsache wohlwollend bewusst machen.

Unser Denken kann einer der größten Stolpersteine sein!
Häufig wiederholte Gedanken und Vorstellungen entwickeln sich zu immer dickeren Brocken in unserem Gedankengefüge und stellen sich uns dann in den Weg. Die meisten Menschen machen sich nicht klar, dass sie diese Brocken im Lauf der Zeit selbst erschaffen haben.

Hier nochmals zur Erinnerung: »Achte auf deine Gedanken, denn aus ihnen werden Worte. Achte auf deine Worte, denn aus ihnen werden Taten. Achte auf deine Taten, denn aus ihnen werden Gewohnheiten. Achte auf deine Gewohnheiten, denn aus ihnen wird dein Charakter. Achte auf deinen Charakter, denn aus ihm wird dein Schicksal.«

So steht es in einem der großen Weisheitsbücher der Menschheit, im Talmud.

Finden Sie das zu hart? Finden Sie, dass das nicht stimmt, weil das Leben hart mit Ihnen war, und Sie deshalb denken, wie Sie denken? Dann haben Sie auch Recht.

Ich meine, dass in beidem Wahrheit ist. Wenn Menschen früh im Leben viel Härte erfahren, lernen sie, ohne dass sie das bewusst steuern könnten, misstrauisch, ängstlich, depressiv und feindselig zu denken.

Dennoch bleibt die Frage, ob man das als erwachsener Mensch beibehalten muss. Dann greifen die Worte aus dem Talmud.

Und daher möchte ich Sie zu einem wichtigen (ersten) Schritt einladen.

INNEHALTEN

Machen Sie sich wenigstens einmal am Tag bewusst, was Sie denken. Wie denken – und sprechen – Sie über andere? Über Dinge? Über Situationen?

Tun Sie nichts außer beobachten, was und wie Sie denken. Sie müssen nichts verändern außer, dass Sie bewusst wahrnehmen, welche Gedanken da sind und welche Sie festhalten.

Wenn Sie das eine Weile gemacht haben, möchte ich Sie einladen, über folgenden Satz nachzudenken oder zu meditieren:

»Du kannst nicht verhindern, dass sich Raben auf dein Dach setzen, aber dass sie sich darauf einnisten.«

(Chinesisches Sprichwort)

Sie können nichts dagegen tun, dass Ihnen irgendein Gedanke einfällt. Aber Sie können sich darin üben, dass Sie Gedanken kommen und auch wieder gehen lassen. Manchen helfen da Bilder wie: die Gedanken ziehen lassen wie Wolken. Vielleicht finden Sie Ihr eigenes Bild dafür.

Manchmal wird auch empfohlen, sich Gedanken wie Gäste vorzustellen, die ins Haus kommen wollen, denen man aber sagt, sie seien jetzt nicht willkommen, und sie höflich wieder verabschiedet.

INNEHALTEN

Können Sie sich vorstellen, dass es auf die Dauer einen Unterschied macht, ob Sie unerfreuliche Gedanken hegen und pflegen, oder ob Sie sie, sobald Sie sie bemerken, wieder freundlich verabschieden?

Vielleicht beobachten Sie das eine Weile, z.B. vier Wochen lang, und werten das aus. Vielleicht möchten Sie sogar mit einem vertrauenswürdigen Menschen verabreden, dass er oder sie Sie darauf hinweist, wenn Sie negative Vorstellungen äußern, denn manche Menschen bemerken das gar nicht von selbst, weil sie es für »normal« halten.

Sie können Ihre unerfreulichen Gedanken auch als Wegweiser nutzen. *Da Sie ja von jetzt an mehr Erfreuliches denken wollen, kann jeder düstere Gedanke Sie daran erinnern, dass Sie Heilsames denken wollen.*

Sammeln Sie in nächster Zeit damit Ihre Erfahrungen, wie es ist, wenn Sie Ihre Stolpersteingedanken als Wegweiser nutzen. Und ich möchte Sie jetzt noch daran erinnern, dass es ja eine besondere Sorte von Stolpersteinen gibt, Diejenigen, die in Ortschaften daran erinnern, dass hier früher Menschen gelebt haben, die in der NS-Zeit verfolgt oder ermordet wurden. Diese Stolpersteine halte ich für wichtig, denn Sie fordern uns auf, immer wieder aufs Neue uns für Mitmenschlichkeit und Güte zu entscheiden.

Heilsame und unheilsame Worte

Wenn Sie sich über einige Zeit mehr bewusst gemacht haben, wie Sie denken, können Sie beginnen, genauer zu merken, was Sie sagen und was zu Ihnen gesagt wird.

> »Das Wort verwundet leichter, als es heilt.«
> (Johann Wolfgang von Goethe)

Wie schnell ist etwas dahingesagt. Wir sind unachtsam, machen uns nicht bewusst, was unsere Worte anrichten können. Daher finde ich es wichtig, sich achtsam damit zu beschäftigen, welche Worte als wohltuend, also heilsam, und welche als unheilsam auf uns selbst und andere wirken.

INNEHALTEN

Beobachten Sie für eine Woche oder länger die Wirkung von Worten. Die Ihrer eigenen Worte, die der Worte von anderen. Können Sie bemerken, dass von manchen Worten etwas Heilsames, von manchen etwas Unheilsames ausgeht? Falls ja, können Sie mit sich selbst eine Verabredung treffen, möglichst häufig heilsame Worte zu sprechen. Überprüfen Sie dann, ob sich durch Ihr verändertes Verhalten etwas in Ihrer Umgebung ändert. Sprechen die Menschen in Ihrer Umgebung jetzt anders, nachdem Sie anderes sprechen? Und verändert das etwas in Ihnen?

Es geht mir nicht um Moral. Vielmehr geht es mir darum, dass Sie durch Überprüfung feststellen, dass übelwollende Worte über sich selbst oder andere eine *Sie* schädigende Wirkung haben können. Der Dalai Lama soll gesagt haben, dass es dumme und kluge Egoisten gebe. Die klugen wissen, dass das, was wir anderen antun, zu uns zurückkommt. Ursachen haben Wirkungen.

Heilsames Denken kann man üben. Eine Möglichkeit ist, regelmäßig zu beten oder Mantras zu rezitieren. Haben Sie das schon einmal ausprobiert? Mantras oder Gebete kann man durchaus selbst (er-)finden.

Hier eines gegen Trübsinn:

> … Düstere Wolken stehen vor der Tür;
> aus düsteren Wolken besteht dein Pfad,
> der von zuckenden Blitzen erhellt wird.
> Ich Glücklicher – ich kann laufen,
> auch bei strömendem Regen!
> Ich Glücklicher – ich kann laufen,
> auch durch das nasse Laub!
> Ich Glücklicher – ich kann laufen,
> wohin ich auch will!
> Möge schön sein, was mich erwartet.
> Möge schön sein, was ich hinter mir lasse.
> Möge schön sein, was sich über mir befindet.
> Möge alles schön sein,
> was mich umgibt.
> Möge alles in Schönheit enden …
>
> (Navajo)

Handlungen

Wir alle tun viele Dinge am Tag, ohne dass wir sie uns bewusst machen. Wir sind mehr oder weniger achtlos. Viele halten es für eine Tugend oder für gut, wenn sie viele Dinge gleichzeitig tun. Viele unterscheiden zwischen wichtigen und unwichtigen Dingen. Das sind wir so gewohnt.

Woher wissen wir so genau, dass das Kehren einer Straße, das Spülen von Geschirr oder Ähnliches weniger wichtig ist, als das Verfassen von Gedichten, eine Operation durchzuführen, die Reise zum Mond? Zum einen, weil wir das denken und uns nicht bewusst machen, dass das »nur« Gedanken sind und keine Wahrheiten, zum anderen, weil wir seit Jahrtausenden bestimmte Bereiche als wertvoll verstehen und andere nicht. Auffällig ist dabei, dass geistige Tätigkeiten in unserer Kultur meist höher bewertet werden – was sich auch in Geld ausdrückt – als Dinge, die körperlichen Einsatz erfordern.

Insbesondere Hausarbeit hat einen sehr niedrigen Stellenwert oder, genauer, alles, was traditionell von Frauen gemacht wird. Wenn wir uns mit der allgemeinen Meinung unreflektiert identifizieren, kann das leicht dazu führen, dass wir vieles, was wir tun, für wertlos halten.

INNEHALTEN

Machen Sie sich einen Tag lang bewusst, was Sie vom Aufstehen bis zum Schlafengehen tun, und überprüfen Sie, welchen Wert Sie den einzelnen Handlungen beimessen.

Was erwarten Sie von sich selbst? Denken Sie, Sie müssten »Großartiges« tun, damit Sie etwas wert sind? Verachten Sie sich dafür, dass Sie »nur« Unwichtiges tun, nicht berühmt sind?

Erlauben Sie sich dann in den nächsten Tagen spielerisch eine andere Sichtweise, z.B. indem Sie versuchen, die »weniger wertvollen« Handlungen einmal für wertvoll anzusehen. Oder indem Sie versuchen, die Bewertungen ganz wegzulassen.

Wie wirkt sich das auf Sie aus? Was wäre, wenn Sie Ihr eigenes Tun nach der Devise von Einstein, »Entweder ist alles ein Wunder oder nichts«, einordnen würden?

Was wir tun, hat in der Regel eine starke Wirkung auf andere. Wir wissen, dass Kinder eher tun, was die Eltern tun, als dass sie täten, was diese ihnen sagen.

»Was Sie tun, spricht so laut, dass ich nicht hören kann, was Sie sagen.« (R. W. Emerson)

Was wir tun, bewirkt aber nicht nur etwas bei anderen, sondern auch bei uns selbst. Wir selbst hören nämlich auch deutlicher das, was wir tun, als das, was wir sagen. Unsere Taten haben auch eine stärkere Wirkung auf uns selbst.

INNEHALTEN

Denken Sie immer wieder daran, Ihre Handlungen achtsam wahrzunehmen. Können Sie bemerken, wie viele kleine Wunder sich darin verbergen? Dass Ihr Körper handlungsfähig ist, setzt so vieles voraus, was Sie wahrscheinlich für selbstverständlich halten, und doch ist es das ganz und gar nicht.

Durch achtsames Handeln können Sie nahezu beiläufig vieles bewirken, was Ihnen wichtig ist.

Gewohnheiten

Wir alle wünschen uns Sicherheit. Gewohnheiten spenden Sicherheit, weil sie uns vertraut sind. Es kann daher sinnvoll sein, Gewohnheiten zu pflegen.

Häufig ist uns aber wenig oder nicht bewusst, was wir alles gewohnheitsmäßig tun oder auch nicht tun.

Und manche Gewohnheiten machen uns unfrei. Wir werden davon abhängig, dass wir Dinge immer wieder auf eine bestimme Weise tun oder unterlassen.

INNEHALTEN

Nehmen Sie sich eine Woche Zeit zu beobachten, welches Ihre Hauptgewohnheiten sind. Was tun Sie wieder und wieder? Macht Ihnen das Freude? Inspiriert Sie das? Gibt es Ihnen Sicherheit, ohne dass es Sie einengt?

Überprüfen Sie die Gedankenmuster, die diesen Gewohnheiten zugrunde liegen.

Wie wäre es, wenn Sie Ihre Gedankenmuster verändern? Und anschließend bewusst Neues ausprobieren?

Wie wirkt sich das aus?

Gibt es Dinge, bei denen Sie feststellen, dass Sie sie »beim besten Willen« nicht ändern können?

Vielleicht brauchen Sie gerade für diese Übung Monate, ja Jahre. Vielleicht entdecken Sie nach Monaten, dass sie auf andere verändert wirken.

Wenn man Gewohnheiten geduldig verändert, dann verändert sich möglicherweise sogar das, was wir Charakter nennen. Das braucht allerdings Zeit.

Der Stein-ins-Wasser-Effekt

Wenn wir einen Stein ins Wasser werfen, zieht das Kreise. Wir tun nicht viel, und doch hat der eine Stein eine große Wirkung.

Ähnlich ist es, wenn wir an irgendeiner Stelle unseres Lebens beginnen, kleine Veränderungen vorzunehmen. Es wirkt sich in viel mehr Bereichen aus, als wir uns vorstellen können.

Wenn Sie irgendeine Gewohnheit verändern, zieht es etwas anderes nach sich. Deshalb empfehle ich Ihnen, wenn Sie etwas ändern wollen, beginnen Sie mit dem Leichtesten.

Meine Freundin Roswitha Schläpfer, eine Qi-gong-Lehrerin, empfiehlt: Wenn Sie fünf Sachen tun wollen, so wählen Sie von diesen fünf die, die am leichtesten geht, von den vier, die übrig bleiben die, die am leichtesten geht, und so fort. So schaffen Sie sich eine Möglichkeit, immer nur das zu tun, »was leicht geht«. Falls Sie allerdings der Meinung sind, dass das zu einfach ist, können Sie es natürlich auch grade andersherum machen, d. h. Sie wählen sich jedes Mal das, was Ihnen am schwersten fällt. Manche Menschen fühlen sich gern herausgefordert.

Stille

»Die größte Offenbarung ist die Stille.« (Laotse)

Resiliente Menschen haben die Fähigkeit, dafür zu sorgen, dass sie auftanken.

Eine der wesentlichen Möglichkeiten, wieder in und bei sich anzukommen, ist Stille.

Viele Menschen in unserer Kultur erlauben sich kaum je, diese Stille zu erleben.

Andere wollen und haben das Gefühl, es gelingt ihnen nicht. Dazu trägt bei, dass in vielen meditativen Schulen diese Stille sehr propagiert und der Lärm der Gedanken und Taten eher verurteilt wird.

Für mich war da die Weisheit eines indischen Meisters hilfreich, der sinngemäß sagt: Ihr braucht eure Gedanken, die könnt ihr nicht abschalten, aber hinter diesen Gedanken und dem Lärm ist die Stille immer da. Für die Stille müssen wir nichts tun, wofür wir etwas tun können, ist, sie zu erleben. Da kann äußere Stille allerdings sehr helfen.

Finden Sie Momente äußerer Stille, damit es Ihnen leichter fällt, in Kontakt mit der universellen Stille zu kommen. Äußere Stille ist wieder eine der Bedingungen, die wir schaffen sollten und auch schaffen können, damit etwas Inneres geschehen kann. Genauer gesagt, erlebbar wird.

Mir hat geholfen, das Ziel nicht zu hoch zu stecken. Täglich fünf Minuten sind günstiger, als alle paar Wochen eine Stunde. Wir scheinen Regelmäßigkeit zu brauchen, also auch Gewohnheiten, sonst lernt es sich nicht so gut.

Wenn Sie regelmäßig jeden Tag für fünf Minuten Stille sorgen, dann werden Sie bald das Bedürfnis haben, doch noch etwas mehr davon zu haben. Wenn Sie sich aber zwingen, jeden Tag von Anfang an eine halbe Stunde zu haben, werden Sie frustriert sein, wenn das nicht gelingt, und leichter wieder aufgeben.

Spiritualität

Aus den Untersuchungen über resiliente Menschen geht immer wieder hervor, dass Frömmigkeit und Gläubigkeit als Ausdruck einer spirituellen Orientierung eine ganz wesentliche Kraftquelle darstellen.

Viele PsychotherapeutInnen wissen das nicht und behandeln die spirituelle Suche ihrer PatientInnen eher als eine Form der Abwehr.

Prüfen Sie für sich selbst, ob Ihre spirituelle Suche Ihnen wohltut, und verlassen Sie sich auf Ihre innere Stimme dazu.

Wichtig scheint mir, dass Sie sich freier und geborgener fühlen, nicht verängstigter und gefangener.

Wenn Vertreter von Religionen, Gurus, Meister, Kleriker, eher Angst verursachen, so ist Wachsamkeit angebracht. Echte spirituelle Weisung bereitet den Weg zu mehr innerer Freiheit. Seien Sie diesbezüglich wachsam. Niemand kann Ihnen die Verantwortung für Sie selbst abnehmen.

Liebe

Liebe ist ein Gefühl, aber auch mehr als ein Gefühl. Ich nenne Liebe hier bewusst nach der Spiritualität, weil unsere Liebesfähigkeit uns vermutlich am meisten mit dem »großen Ganzen« verbindet. Wenn wir lieben, sind wir offen, wir sehen mehr die Schönheit und den Glanz der Dinge und Menschen, wir freuen uns.

Zur Liebe kann man sich nicht zwingen, man kann sich ihr nur öffnen. Man kann ihr einen Platz bereiten, so wie es im Gleichnis von den klugen Jungfrauen beschrieben ist.

Wenn wir achtsam sind, sind wir wachsam und können Liebe als den Urgrund des Seins erfahren.

Das Gefühl Liebe kann uns dann mit diesem Seinszustand Liebe in Kontakt bringen.

Leider wird vieles als Liebe bezeichnet, was weit davon entfernt ist, Liebe zu sein.

Wenn Sie sich z. B. bekannte Literatur ansehen, in der es um eine »Liebesgeschichte« geht, so handelt es sich meist um etwas, das hauptsächlich aus Festhalten und Klammern besteht. Besonders krass ist das an den gängigen Schlagern festzumachen. Meist geht es ums Brauchen und Gebrauchtwerden. Dagegen ist nichts einzuwenden, aber es hat mit Liebe nicht viel zu tun. Liebe ist ein Kind der Freiheit, heißt es, oder vielleicht eher auch die Mutter oder Schwester. Jedenfalls verträgt sie sich nicht gut mit Brauchen und Festhalten.

Sie hat viel mit Absichtslosigkeit und Achtsamkeit zu tun.

Liebe ist ein ganz wesentlicher Resilienzfaktor. Ob das nun Liebe zu einer Sache ist, die wir voller Konzentration und Begeisterung vollbringen, zu einem Tier, zu einer Idee oder zu Menschen.

Liebe ist in einem Lächeln eines fremden Menschen genauso wie in einer innigen Umarmung durch einen geliebten Menschen.

Zur Liebe gehört auch die Bereitschaft, sich lieben zu lassen. Manche Menschen sind zwar gerne bereit, Liebe zu geben, fürchten sich aber davor, Liebe zu empfangen.

INNEHALTEN

Klären Sie für sich, was Sie für Liebe halten. Wie wirken meine Überlegungen auf Sie? Finden Sie sie einleuchtend?

Falls ja, möchte ich Sie einladen, in der nächsten Zeit Ihre Fähigkeit zu lieben genauer wahrzunehmen. Gelingt es Ihnen manchmal, sich selbst und andere Menschen mit einem freundlichen Blick wahrzunehmen, ohne zu urteilen, ohne etwas zu wollen? Wie fühlen Sie sich in solchen Momenten? Leicht, offen, frei?

Wie steht es mit Ihrer Bereitschaft, sich lieben zu lassen?

Gelingt es Ihnen, Liebe von anderen anzunehmen? Einfach so, ohne an Gegenleistungen zu denken? Was fällt Ihnen leichter, Liebe anzunehmen oder zu geben?

Erlauben Sie sich in den nächsten Tagen, achtsam wahrzunehmen, ob andere Menschen bereit sind, Ihnen Liebe zu geben, und machen Sie einen Schritt, diese Liebe anzunehmen.

Fragen Sie sich auch, was an Ihnen selbst Sie für liebenswert halten? Gelingt es Ihnen, auch Ihre Schwächen zu lieben? Können Sie anderen erlauben, Sie trotz Ihrer und mit Ihren Schwächen zu lieben? Oder müssen Sie sich dauernd anstrengen zu gefallen?

Dankbarkeit

Bei vielen meiner Patientinnen und Patienten hatte Dankbarkeit keine »gute Presse«. Sie erinnerten sich daran, dankbar sein zu müssen für Dinge, die sie nicht wollten. Dankbarkeit war die reinste Lüge.

Dennoch ist aus der Forschung zur Resilienz bekannt, dass Dankbarkeit eine Wohltat ist, ja mehr noch, Menschen, die dankbar sein können, fühlen sich besonders wohl.

Ich möchte Ihnen empfehlen, dass Sie prüfen, ob es irgendetwas oder irgendjemanden gibt, dem Sie »aus ganzem Herzen« und ohne zwiespältige Gefühle dankbar sein können. Erlauben Sie sich dann erst einmal, diese Empfindung der Dankbarkeit auszukosten. Können Sie ein wenig bemerken, dass das wohltuend ist, dass Ihr Herz weiter wird?

Es ist diese Art der Dankbarkeit, die ich meine.

Man kann sie nicht erzwingen.

Es gibt nach meiner Erfahrung auch für Menschen, die viel Schweres erlitten haben, Gründe zur Dankbarkeit.

Überlegen Sie sich z. B., was Sie alles können, das nicht selbstverständlich ist, und welchen menschlichen oder nicht menschlichen Wesen Sie es verdanken, dass Sie es können. Sie können auch darüber nachdenken, wie viele Freuden Sie Ihrem Körper verdanken, dass Sie Schönheit sehen können, laufen, springen, tanzen können usw. Vielleicht geht es dann nach und nach doch ein wenig mit der Dankbarkeit. Tun Sie einen ersten Schritt, wenn Sie aber einen starken Widerwillen spüren, dann lassen Sie es.

Es ist völlig in Ordnung, wenn nicht alles geht.

Natur

Menschen, die viel Schweres erlitten haben, finden oft am leichtesten zu liebevollen Gefühlen und Vorstellungen, wenn Sie in der Natur sind. Dort können Sie Schönheit wahrnehmen, dort finden sie Trost. Die Natur hilft ihnen, ihr Herz zu öffnen.

Wir sind ein Teil der Natur. Daher kann die Betrachtung von Naturphänomenen ein wichtiges Heilmittel sein.

Wir können wahrnehmen, dass es in der Natur stetigen Wandel gibt. Dass allzu viel – ob nun Sonne, Regen oder Wind – keine angenehmen Folgen hat.

Wir können uns damit beschäftigen, dass es sehr heftige

Naturereignisse gibt, die aber ebenfalls alle vorübergehen. Dass sich die Natur regeneriert, wenn man sie in Ruhe lässt, und vieles andere mehr.

Der Philosoph Thoreau empfahl deshalb, täglich lange Spaziergänge zu machen und den Wandel in der Natur wahrzunehmen.

Wenn Sie mit Achtsamkeit und Anfängergeist immer wieder den gleichen Weg in der Natur gehen, können Sie beobachten, wie sich die Dinge immer wieder verändern, und Sie können viel dem flüchtigen Auge verborgene Schönheit erleben.

Pausen

Resiliente Menschen gönnen sich Pausen, sie wissen um den Wert von Erholung und von Müßiggang. Und sie sorgen dafür, dass solche Zeiten möglich sind.

Wenn Sie die Natur betrachten, fällt es Ihnen leicht, wahrzunehmen, dass sie Pausen einlegt.

Pausen sollten wirklich für gar nichts verplant sein. Nicht einmal für Meditation oder das Erreichen von etwas. Einfach nur PAUSE.

Dasitzen und nichts wollen.

Wenn Sie das bereits »gut« können, tun Sie es bitte öfters. Sie haben die ersten Schritte schon getan.

Wenn Sie es nicht gut können: Es ist sehr unwahrscheinlich, dass sie es noch nie in Ihrem Leben fertiggebracht haben, eine Pause zu machen.

Prüfen Sie daher bitte, wann Sie Pausen machen und wie Sie sie füllen.

Vielleicht haben Sie schon einmal für Augenblicke innegehalten, ohne dass Sie sich das bewusst gemacht haben.

Wenn Sie denken, dass das nicht der Fall ist, lade ich Sie ein, den ersten Schritt zu machen: Machen Sie jetzt Pause. Eine Minute vielleicht. Legen Sie das Buch wirklich aus der Hand.

Werten Sie aus, wie das für Sie ist. Und, wenn möglich, wiederholen Sie das bald und gewöhnen Sie sich daran, häufiger Pausen zu machen.

Wir machen jetzt hier auch eine Pause, bevor wir uns einigen weiteren Themen zuwenden.

PAUSE

Was in schwierigen Situationen wichtig sein kann

Nun will ich hier einige mir wichtig erscheinende Themen besprechen, die in meinen Gruppentherapien immer wieder zur Sprache kamen, denn über die Jahre ist mir aufgefallen, dass meine Patientinnen und Patienten bestimmte Themen besonders häufig aufgegriffen haben.

Es sind alles sehr große Themen, die auf vielfältige Weise betrachtet und angegangen werden können. Ich will hier unter dem Gesichtspunkt von Resilienz und Stärkung der Selbstheilungskräfte auf sie eingehen. Auch hier gilt, dass ich Ihnen nur Anregungen geben kann und Sie dann selbst schauen sollten, was Sie davon verwenden können.

Meine Empfehlungen können selbstverständlich keine Therapie ersetzen. Wenn Sie stark unter Ängsten, Depressionen, psychosomatischen Beschwerden usw. leiden, bitte ich Sie, sich fachliche Hilfe zu holen. Manchmal kann es sehr helfen, vorübergehend Medikamente zu nehmen, damit man wieder klarer denken kann. Und ein tieferes Verständnis der Symptome mit Hilfe einer Psychotherapie kann ebenfalls sehr wichtig und notwendig sein.

Wichtig ist mir auch bei den folgenden Themen wieder der erste Schritt. Wenn Sie einen ersten Schritt tun, kann Ihre Reise in neues Gebiet beginnen.

Was eine gute Basis schafft

Zunächst möchte ich kurz darstellen, was man heute unter »Resilienz«, »Salutogenese« und »Flow« versteht. Denn in diesen Begriffen sind Lösungen für Ihre Probleme enthalten.

Resilienz

Das Wort hängt mit dem Lateinischen »resilire«, zurückspringen, zusammen und meint, dass wir zum ursprünglichen gesunden Zustand wieder zurückfinden (können).

In der Forschung ging und geht es vor allem um Menschen, die trotz schwerer Belastung ein gesundes und für sie befriedigendes Leben führen konnten.

Ich habe Ihnen bereits viele der wichtigen Resilienzfaktoren vorgestellt. Ich fasse sie noch einmal zusammen:

Resilienz bedeutet nicht, dass man sich andauernd »super« fühlt, sondern dass man immer wieder Kräfte aktivieren kann, die einem helfen, sich wieder wohl(er) zu fühlen.

Resiliente Menschen lassen sich nicht völlig und auf Dauer von Belastendem dominieren. Sie sind bereit, immer wieder Wege zu finden, damit es ihnen besser geht.

Wenn Sie gerne Ihre Resilienz fördern möchten, so möchte ich Sie ermutigen, dass Sie einen Entschluss fassen, dass es Ihnen gut gehen *darf*. Solange Sie davon überzeugt sind, dass Sie nichts Besseres verdient haben, als sich mies zu fühlen, kann sich schwerlich etwas ändern. Darüber haben wir eingangs gesprochen. Vielleicht schauen Sie jetzt noch einmal die einzelnen Stichworte durch und überprüfen, welche Übungen zum Innehalten Sie besonders angesprochen haben. Diese Einsichten können Sie dann nutzen, um Ihre resilienten Kräfte gezielt zu fördern.

Resilienz bedeutet nicht, mit allem immer fertigwerden zu können oder gar zu müssen. Es gibt Dinge, die können ein ganzes Leben lang schmerzen. Hier bedeutet Resilienz aus meiner Sicht, die Widersprüche des Lebens und die eigenen Grenzen im Umgang damit anzuerkennen und sich genau dafür zu akzeptieren.

Salutogenese

Salutogenese geht in eine ähnliche Richtung. Auch hier fanden die Forscher, allen voraus Aaron Antonowsky, dass eine Gruppe von extrem belasteten Frauen – bei Antonowskys erster Gruppe handelte es sich um Opfer des Holocaust, die ein KZ überlebt hatten – trotz dieser Erfahrung gesund war.

Er stellte heraus, dass diese Frauen es fertiggebracht hatten, einen »sense of coherence«, ein Gefühl für Kohärenz zu entwickeln. Nach Antonowsky bedeutet das dreierlei:

1. Die Anforderungen aus der inneren und der äußeren Welt werden als strukturiert, vorhersagbar und erklärbar erlebt, daraus entsteht eine Empfindung der *Verstehbarkeit* (der Anforderungen des Lebens).
2. Es sind Ressourcen vorhanden, die es braucht, um Herausforderungen zu meistern, also eine Empfindung von *Handhabbarkeit.*
3. Anforderungen werden als Herausforderungen definiert, für die es sich lohnt, sich zu engagieren. Daraus entsteht eine Empfindung von *Sinnhaftigkeit*.

Kohärenzsinn kann man sich zu eigen machen, indem man sich bewusst damit beschäftigt, was im eigenen Leben sinnvoll und haltgebend erscheint.

In meinen Behandlungen ist mir aufgefallen, dass manche meiner Patientinnen und Patienten sich gar nicht bewusst machten, dass das Hegen und Pflegen von Gefühlen der Sinnlosigkeit sich fatal für sie auswirkt. Erinnern Sie sich noch einmal an den Abschnitt über das Denken.

Wenn Sie gesund werden und bleiben wollen, ist es wichtig, gesunde Gedanken zu pflegen. Mit gesund meine ich nicht, *andauernde* körperliche, geistige und seelische Gesundheit, sondern die Fähigkeit, immer wieder hin- und herzupendeln zwischen Gesundheit und Krankheit und nicht im Belastenden zu versacken.

Und ich erinnere Sie noch einmal an das Wort von den »gesunden Kranken«. Das sind Menschen, die ihre Heiterkeit und Leichtigkeit und ihren Mut immer wieder finden, trotz belastender Erfahrungen und sogar trotz Erkrankungen. Manchen gelingt das, »wie von selbst«, aber man kann sich auch bewusst darin üben, wenn man will. Man muss es nicht.

INNEHALTEN

Fragen Sie sich, ob es schon einmal Momente in Ihrem Leben gab, die einerseits schwierig waren, andererseits aber verstehbar und sinnhaft erschienen und Sie vielleicht sogar ein Gefühl von Handhabbarkeit gegenüber der Situation erlebt haben.

Erinnern Sie sich so genau wie möglich und nehmen Sie sich vor, diese Haltungen künftig bei Herausforderungen zu pflegen und sich bewusst zu machen.

Flow

Beschreibt eine Erfahrung von Hingabe und Konzentration verbunden mit einem Gefühl tiefer Befriedigung, das »Im-Fluss-Sein«, »Einssein« bedeutet.

Flow hat sehr viel damit zu tun, dass wir achtsam in der Gegenwart dessen sind, was wir gerade tun. In solchen Momenten gibt es keine Angst, keine Sorgen, sondern ein Verbundensein mit dem, was nun gerade ist und getan wird.

Flow-Erfahrungen kann man bewusst einen Raum zur Verfügung stellen, indem man zum einen etwas tut, das einen mit Befriedigung erfüllt, und es zum andern mit ganzem Herzen, mit ganzer Seele und in Übereinstimmung von Herz und Verstand tut. Dann kann sich Flow einstellen, das können Sie allerdings nicht absichtlich bewirken. Der Name von Mihály Csikszentmihályi ist am meisten mit der Forschung zu Flow verbunden. Einer seiner aus meiner Sicht interessantesten Befunde ist, dass Flow sich eher bei befriedigenden Tätigkeiten einstellt als in der Freizeit. Sehr viele Menschen in seinen Untersuchungen erlebten Flow bei der Arbeit. Dabei kommt es nicht darauf an, *was* für eine Arbeit gemacht wird, sondern *wie* sie gemacht wird. Er hat sehr interessante Beispiele in seinen Büchern von Menschen, die nach landläufigen Vorstellungen Arbeiten verrichteten, die nichts Attraktives an sich hatten, wie z.B. den ganzen Tag Lachs für Lachsbrötchen schneiden oder Heubündel einen Berg hinunterschleppen.

INNEHALTEN

Welche Einstellung haben Sie zu Ihrer Arbeit? Macht sie Ihnen gelegentlich Freude?

Könnten Sie das intensivieren, indem Sie sich mehr auf das konzentrieren, was Sie gerade tun, und indem Sie keine »Belohnung« wie z.B. Lob von außen erwarten, sondern mit einer Einstellung, dass das Tun selbst die Belohnung darstellt, an sie herangehen würden?

Wie wäre es, wenn Sie probeweise so tun würden, als ob Ihnen Flow bei dieser Arbeit möglich wäre?

Gibt es andere Situationen in Ihrem Leben, in denen Sie schon einmal Flow erlebt haben? Können Sie diese häufiger geschehen lassen?

Hilfe in schwierigen Situationen

Nun komme ich zu einigen Themen, die besonders von Interesse sind, wenn Sie sich psychisch nicht ganz gesund fühlen.

Wie kann man mit Angst besser umgehen?

Denken Sie, dass ein Leben ohne Angst möglich ist? Oder meinen Sie, dass Angst auch etwas Sinnvolles darstellt? Was tun Sie, wenn Sie Angst haben?

Was sind Ihre Gegenmittel gegen Angst? Mutig sein? Sich Gefahren stellen? Weglaufen? Vogel-Strauß-Politik betreiben? Völlig außer sich geraten? Innehalten? Schutz suchen?

Angst haben gehört zum Menschsein, aber vermutlich haben viele von uns mehr Angst, als nötig wäre. Als Säugetiere haben wir Angst um unseren Körper, dass er bedroht und vernichtet wird, dass uns der Raum genommen wird, den wir brauchen, dass uns Nahrung fehlt, dass wir schutzlos sind, um nur einiges zu nennen. Es wäre sinnlos zu versuchen, diese Angst und die damit zusammenhängenden Ängste gänzlich loszuwerden.

Aber sind wir wirklich nur Säugetiere? Oder gibt es auch einen unsterblichen Teil?

Halten Sie das für Unsinn, da »wissenschaftlich« nicht beweisbar? Oder hat ein solcher Gedanke für Sie etwas Hilfreiches?

Vor ein paar Jahren entdeckte ich ein sehr anregendes

Buch eines amerikanischen Psychiaters. Er behandelte eine Patientin mit vielen Ängsten mit Hypnose. Diese Frau berichtete unter Hypnose von angstvollen Erfahrungen, die sie in »anderen, früheren Leben« gemacht hatte.

Meist ging es um lebensbedrohliche Erfahrungen und Todeserfahrungen. Die Patientin entdeckte dann jeweils, dass der Tod nicht das Ende war und dass sie in eine Welt der Liebe und des Lichts eintauchte.

In den Trancezuständen tauchten schließlich Stimmen auf, die zu dem Arzt sprachen, um ihm zu erklären, dass er dieser Frau und anderen Patienten helfen solle, die Angst vor dem Tod zu überwinden. Menschen würden sich das Leben zur Hölle machen durch ihre Angst vor dem Tod.

Ob man nun von der Idee der Wiedergeburt etwas halten will oder nicht, es fällt jedenfalls auf, dass in Kulturen, in denen die Menschen an Reinkarnation glauben, die Angst vor dem Tod erheblich geringer ist als in unserer.

Ich kann Ihnen nicht sagen, was »wahr« ist. Wozu ich Sie anregen möchte, ist ein Gedankenspiel: Was wäre, wenn Sie sich vorstellen, Sie hätten noch viele Möglichkeiten vor sich. Der Tod wäre ein Übergang in eine Welt der Liebe und des Lichtes, und wenn Sie noch etwas zu erledigen hätten oder erfahren wollten, dann könnten Sie wieder zurückkehren auf die Erde. Wie erleben Sie Ihr Gedankenspiel? Macht es Ihnen Freude? Fühlen Sie sich dadurch inspiriert? Oder fühlen Sie sich unwohl damit?

> »Ich habe so oft erfahren, wie ein Zuruf, der aus dem Heiligtum unserer Seele kam, in tiefer Betrübnis uns beglücken und neues Leben, neue Hoffnung schaffen kann.« (Friedrich Hölderlin) Vielleicht lauschen Sie »Ihrem Heiligtum« und prüfen, was Sie von dort erfahren.

Die Akzeptanz unserer Sterblichkeit, unserer Endlichkeit, ist ein wichtiger Resilienzfaktor und eine wichtige Hilfe gegen Angst. Es hat mir damals unmittelbar eingeleuchtet, dass ein Arzt, der Menschen hilft, weniger Angst vor dem Tod zu haben, sehr viel zum Wohlgefühl der Menschen beitragen kann.

In früheren Jahrhunderten war es viel selbstverständlicher, mit dem Tod zu leben, ihn zu akzeptieren. So schrieb Matthias Claudius an seinen Sohn: »Lebe jeden Tag, als sei er dein letzter.«

Johann Sebastian Bach, der sehr viele Verluste erlitten hat und viel Leidvolles zu verkraften hatte, schien über hohe Resilienz zu verfügen, weil er sich sehr viel mit Tod und Sterben auseinandersetzte. Und mit ihm sicher viele Menschen seiner Zeit.

Falls Sie seine Musik mögen, empfehle ich Ihnen, einige seiner Kantaten genauer zu hören, in denen es ums Sterben geht, z. B. den sehr bekannten »Actus tragicus«, ein Werk, das er als ganz junger Mann komponiert hat.

Neben Bachs Musik hilft mir immer wieder die folgende Art des Innehaltens:

INNEHALTEN

Was wäre, wenn ich sicher wäre, nur noch eine begrenzte Zeit zur Verfügung zu haben, z. B. ein Jahr oder sogar nur noch einen Monat oder einen Tag?

Was wäre dann noch wichtig? Würde ich mir dann noch um dieses oder jenes Sorgen machen? Hätte ich dann noch diese oder jene Angst?

Welche Menschen wären mir dann noch wichtig? Und wenn ich nur mit den mir wirklich wichtigen zusammen wäre, wie würde sich das auf meine Angst auswirken?

Würde mein Leben dann leichter?

Sie können sicher merken, dass die Akzeptanz der Endlichkeit des Seins eine ganz neue Qualität in Ihr Denken bringen kann. Sie können klarer werden. Klarheit mildert Angst. Klarheit gilt im Buddhismus als Ausdruck von Weisheit.

Gegen Angst hilft auch, sich immer wieder den jetzigen Augenblick bewusst zu machen. Das meiste unserer Angst hat mit der Vergangenheit oder der Zukunft, in die wir unsere Vergangenheiten projizieren, zu tun. Wenn wir ganz gegenwärtig sind und wenn in diesem Moment keine Bedrohung da ist, dann gibt es letztlich keinen Grund, Angst zu haben.

Viele Patientinnen und Patienten haben mir berichtet, dass sie mit der Konzentration auf den jetzigen Augenblick tatsächlich ein gutes Instrument zur Selbstberuhigung entdeckt haben. Erinnern Sie sich an dieser Stelle auch an den *Anfängergeist* und an *Absichtslosigkeit*. Wenn es uns gelingt, offen für den jeweiligen Moment zu sein und nichts zu erwarten, sind wir frei und unsere Angst verfliegt.

Hilfreich ist auch, Furcht und Angst voneinander zu trennen. Furcht ist eher gerichtet auf etwas, Angst eher diffus. Furcht kann uns helfen, Gefahren zu erkennen und darauf zu reagieren: mit Kampf oder Flucht, während Angst uns eher dazu bringt, Schutz zu suchen oder mit Fürsorge für andere zu reagieren.

Bitte machen Sie sich auch klar, dass das, was wir denken oder uns vorstellen, zu Reaktionen unseres Körpers führt. Wenn Sie an etwas Ängstigendes denken, ist die Wahrscheinlichkeit hoch, dass Ihr Körper mit Adrenalinausschüttungen reagiert, was Sie dann als Stress erleben, und das kann bei Ihnen das Gefühl von Angst erst recht aktivieren. Auch deshalb ist es wichtig, sich immer genauer darüber klar zu werden, was man denkt. *Achtsames Wahrnehmen* unserer Denkmuster kann helfen, sich mehr und mehr von Angst machenden Vorstellungen zu lösen.

Bitte erinnern Sie sich, dass Sie fähig sind, achtsam zu sein. Nutzen Sie diese Ihre Fähigkeit, um sich bewusster zu werden, welche Gedanken Sie hegen, die zu Angst führen oder Angst verstärken.

Wir haben alle eine Tendenz, Dinge, die wir gewohnt sind, immer wieder zu tun. Wenn wir z. B. als Kinder viel Angst ausgestanden haben oder wenig Hilfe bekamen, um mit Ängsten fertigzuwerden, könnte sich das als Gewohnheit festgesetzt haben, auf Reize, die dem Kind Angst gemacht haben, immer noch mit Angst zu reagieren, obwohl Sie jetzt, als erwachsener Mensch, ganz andere Möglichkeiten haben.

Wenn Sie Angst empfinden, können Sie sich daher angewöhnen, sich zu fragen:

»*Was ist jetzt?* Ist jetzt ein Grund da, dass ich Angst habe?«

Wenn es keinen äußeren Grund gibt, dann muss der Grund in Ihnen selbst liegen.

Wenn ein äußerer Grund vorliegen sollte, prüfen Sie bitte, welche Möglichkeiten Sie haben, sich zu schützen. Kann es sein, dass Ihre Angst Sie mahnen will, etwas zu verändern? Manchmal hilft es, erst einmal Abstand einzunehmen, wegzugehen.

Das unterscheidet uns als Erwachsene ganz wesentlich vom Kind: Wir können eine Situation verlassen. (Und wer loslässt, hat beide Hände frei, etwas Neues anzupacken, sagt Gunther Schmidt.)

Sorgen Sie dafür, dass Sie sich bewegen können, wenn Sie sich ängstlich fühlen.

Angst hat etwas mit Enge zu tun. Allein dadurch, dass wir uns bewegen, können wir erleben, dass Raum da ist. Viele ängstliche Menschen wissen das intuitiv und bewegen sich. Bewegung hilft darüber hinaus, Adrenalin abzubauen. Man hat in Untersuchungen zeigen können, dass gezielte Bewegungsprogramme zum Abbau von Angst und Depressionen führten.

Erkunden Sie die heilsame Kraft von Bewegung.

Angst hängt mit vielem zusammen, auch mit Unsicherheit. Wir können in der Tat nie ganz sicher sein auf dieser Welt, aber wir können dafür sorgen, uns relativ sicher und aufgehoben zu fühlen.

INNEHALTEN

Überprüfen Sie, welche Dinge, Gedanken, Handlungen Ihnen ein Gefühl von Sicherheit geben.

Hilft es Ihnen, sich mit Gegenständen zu umgeben, die für Sie Sicherheit ausstrahlen, oder mit Lebewesen, z.B. einem Haustier?

Hilft es Ihnen, sich Beruhigendes vorzustellen, z.B. eine ruhige Landschaft oder ein Mantra oder ein Gebet?

Gibt es Handlungen, die Ihnen wohltun, z.B. spazieren zu gehen?

Wenn Sie etwas entdecken, das Sie beruhigt und Ihnen ein gewisses Gefühl der Sicherheit gibt: Tun Sie es oft. Trainieren Sie Ihr Gehirn in Sicherheit. Je häufiger Ihr Gehirn lernt: Da ist Sicherheit, da ist Sicherheit, desto seltener springen die für Angst zuständigen Zentren an, wenn es dafür genau genommen keinen Grund gibt.

Überprüfen Sie auch, ob Ihnen selbst erfundene Rituale gut tun.

Z.B. jeden Morgen etwas Beruhigendes denken, meditieren, singen, sich einstimmen.

An dieser Stelle möchte ich Sie mit der Idee bekannt machen, dass wir alle eigentlich mehr sind als ein Ich. Wenn Sie z. B. das Buch von Peter Härtling »Leben lernen« lesen, können Sie entdecken, dass er zwischen dem Ich des alten Mannes, der er jetzt ist, und seinem Kind-Ich unterscheidet. Oder wenn Sie Bilder von Frida Kahlo betrachten oder sich mit ihrem Leben beschäftigen, so finden Sie, dass sie immer wieder Bilder geschaffen hat, in denen es zwei Ichs gibt.

Alles, was wir je waren, lebt in gewisser Weise in uns weiter. Das, was ängstlich und verletzt ist, möchte gesunden, es möchte unsere Hilfe. So kann man sich die Angst, die uns befällt, auch noch ganz anders erklären: nämlich als einen Versuch unserer jüngeren Ichs, auf sich aufmerksam zu machen. Sie möchten gerne die Hilfe der erwachsenen Person, damit sie endlich aufhören können, sich zu fürchten, Angst zu haben, endlos traurig zu sein usw.

Angst, die im jetzigen Moment keine Erklärung findet, hat meist mit »jüngeren Ichs« zu tun. Je weniger wir uns um sie kümmern, desto mehr machen sie auf sich aufmerksam. Im Kapitel zur Arbeit mit dem »inneren Kind« finden Sie Hinweise, wie Sie es beruhigen können.

Auch wenn Sie sich sehr ängstlich fühlen, sind Sie mehr als Ihre Angst.

Erinnern Sie sich in Zuständen der Angst und anderen unangenehmen Gefühlen, dass Sie mehr sind als Ihr momentaner Zustand.

Dabei kann Sie eine ÜBUNG unterstützen, die man jederzeit machen kann: Nehmen Sie Ihren momentanen Gefühlszustand, wie auch immer, mit angenehmen oder unangenehmen Gefühlen wahr und machen Sie sich bewusst:

»Ich bin mehr als mein momentanes Gefühl.« Überprüfen Sie, wie sich diese Einsicht auf Ihr Wohlbefinden auswirkt.

Machen Sie diese Übung oft, wenn Sie Ihnen wohltut.

Was hilft gegen Niedergeschlagenheit?

Ich spreche hier bewusst von Niedergeschlagenheit und nicht von Depression, weil ich letztere für eine Krankheit halte. Hier sollten Sie fachkundige Hilfe suchen.

Niedergeschlagen sind wir alle gelegentlich, manche Menschen sind es allerdings fast andauernd und werden dadurch für sich und andere zur Plage.

Wenn Sie sich für häufig niedergeschlagen halten, bitte ich Sie zunächst noch einmal, das erste Kapitel zu lesen.

Dort finden Sie viele Hinweise, die gerade für niedergeschlagene Menschen dienlich sein können.

Niedergeschlagene Menschen denken andauernd pessimistisch. Optimistisches Denken lässt sich einüben. Vor allem geht es darum, sich selbst auf die Spur zu kommen, wie man denkt. Dazu können Sie das auf S. 66 empfohlene Schema einsetzen. Am wichtigsten erscheint mir, von den Verallgemeinerungen, »alles ist immer schlecht, nie gelingt mir etwas ...«, wegzukommen und zu einer realistischen Prüfung zu gelangen. Manchmal gelingt uns etwas, manchmal nicht. Manchmal gibt es schlechte Tage, manchmal gute usw.

Üben Sie sich in achtsamem, freundlichem und mitfühlendem Gewahrsein. Wir alle ändern uns dauernd. Bemerken Sie genauer die Unterschiede in Ihren Stimmungen. Nehmen Sie wahr, ob es nicht doch kleine Dinge gibt, die Ihnen Freude machen. Treffen Sie mit sich eine Verabredung, dass Sie sich zu gewissen Stunden des Tages auf die kleinen Freuden konzentrieren, und legen Sie andererseits feste Zeiten fest, an denen Sie sich Traurig-Sein und Klagen ermöglichen.

Gedrückte Stimmung verschwindet fast immer, wenn man sich bewegt. Gewöhnen Sie sich regelmäßige Bewegung an, spazieren gehen, schwimmen, Rad fahren, was immer Ihnen bei der Vorstellung am meisten entgegenkommt.

Der erste Schritt ist nach meiner Erfahrung, dass man Hoffnung ganz bewusst pflegen *will*.

Glück, so scheint es, fordert ein wenig Mühe. Je häufiger wir es erleben, desto müheloser gelingt es.

Und zum Schluss: Es gibt genug Gründe in der Welt, niedergeschlagen zu sein, aber die Welt wird dadurch nicht besser und nicht schöner.

Vergessen Sie auch nicht: Sie sind mehr als Ihre Niedergeschlagenheit.

Wie kann man geschickter mit Wut umgehen?

Diese Frage wurde mir von Patienten besonders oft gestellt.

Es gibt zwei Formen von Wut. Die eine nenne ich genuine Wut, das heißt ein Gefühl, das sich einstellt, wenn wir dem andern vermitteln wollen: Bleib mir vom Leib! Dieses Gefühl zu empfinden und geschickt auszudrücken ist wichtig und gesund. Es hilft auch gegen Niedergeschlagenheit.

Die andere Form der Wut dient dem Schutz vor weit unangenehmeren Gefühlen, nämlich insbesondere Ohnmacht und Trauer. Wenn Sie diese Wut pflegen, nützt es Ihnen eng oder sogar nichts, denn Sie kommen nicht in Kontakt mit Ihrem eigentlichen Gefühl.

INNEHALTEN

Beobachten Sie einen oder mehrere Tage Ihre Wut und fragen Sie sich, worum es sich handelt. Möchten Sie, dass Ihnen jemand »vom Leib« bleibt, Sie in Ruhe lässt, Ihnen nicht zu nahe kommt und Ähnliches? Oder sind Sie wütend, weil Sie sich ohnmächtig oder traurig fühlen?

Es gibt heute wenig Zweifel daran, dass es einerseits wichtig ist, dass wir unsere Gefühle erkennen und annehmen, das heißt, nicht verdrängen. Gleichzeitig hat die Forschung aber eindeutig gezeigt, dass es nicht hilfreich ist, »Wut rauszulassen«.

Untersuchungen haben zeigen können, dass Menschen, die häufig ärgerlich und wütend sind, gehäuft an Herz-Kreislauf-Erkrankungen leiden und früher sterben und dass zu viel Zorn, Wut und Ärger Beziehungen schadet. So konnte gezeigt werden, dass sich gut verstehende Paare, die man dazu brachte, sich zu streiten, noch Stunden danach erhebliche Stresszeichen aufwiesen. Ärger schwächt z.B. unser Immunsystem. Früher haben manche Psychotherapeuten ihre Patienten regelrecht ermutigt, gerade ihre Wut besonders zu pflegen. Wer seine Wut nicht »rausließ«, galt als hoch neurotisch. Das darf heute als überholt gelten.

Bemühen Sie sich, Wut so früh wie möglich zu erkennen, sie sich bewusst zu machen, und prüfen Sie, welche sozial verträglichen Wege es für Sie gibt, sie auszudrücken. Der Meditationsmeister Thich Nhat Hanh spricht davon, dass man seine Wut »umarmen« soll, und meint damit, ihr genau nachzugehen. Der Weg ist – wie so oft – nach innen zur Selbsterkenntnis, nicht nach außen, auf Kosten anderer.

Es ist ein Unterschied, ob Sie brüllen, Tassen an die Wand schmeißen oder ob Sie sagen: »Dies oder jenes macht mich wütend … lass uns eine Lösung finden.«

Wenn Ihre Wut dazu dient, dass Sie sich nicht ohnmächtig, traurig oder ängstlich fühlen, hilft vermutlich nur eins auf Dauer: Stehen Sie zu Ihrem eigentlichen Gefühl.

Unsere Ohnmachtsgefühle sind häufig bei realistischer Prüfung übertrieben.

Gewöhnen Sie sich an, mit sich selbst so zu sprechen als ob Sie ein Gegenüber hätten, und fragen Sie sich: »Gibt es jetzt wirklich einen Grund, dass ich mich so ohnmächtig fühle? Was könnte ich anders machen, um ins Handeln zu kommen, wer könnte mir beistehen?«

Sie werden bald merken, dass Sie sich weniger und seltener ohnmächtig fühlen und auch viel seltener wütend.

Das Gleiche gilt auch für Trauer und Angst.

Unangenehme Gefühle, die wir zur Kenntnis nehmen, sind weniger unangenehm.

Machen Sie sich bewusst, dass auch dies vorübergeht.

Gehen Sie in die Vogelperspektive, betrachten Sie sich von ferne. Ist es gerechtfertigt, sich so aufzuregen, sich so wütend zu fühlen, sich so ohnmächtig zu fühlen?

Häufig geht es gar nicht um uns als Erwachsene, sondern unser »inneres Kind« macht auf sich aufmerksam. Dazu später mehr.

INNEHALTEN

Überprüfen Sie die letzten Tage. Wie oft fühlten Sie sich ärgerlich, sauer, missmutig, grollend? Was haben Sie damit gemacht? Alles weggeschoben? Es vielleicht kaum bemerkt? Jemand anderem die Schuld gegeben? Sich zum Liebsein gezwungen?

Oder war es Ihnen möglich, diese Gefühle wahrzunehmen und sozial verträglich auszudrücken?

Versuchen Sie es mit Humor.

Wie kann man Humor entwickeln?

Humor ist eines der besten Gegenmittel gegen die meisten seelischen Verspannungen und Qualen, deshalb nenne ich ihn hier.

Früher hielt ich mich für humorlos. Deshalb kann ich Ihnen versichern, man kann lernen, Humor zu haben. Vielleicht wird man kein Meister, aber es ist möglich, humorvoller zu werden.

Mit Humor wird fast alles leichter. Insbesondere ärgerlichen Gefühlen kann man damit die Spitze nehmen.

Versuchen Sie, das, was Sie ärgert, als die Geschichte von jemand anderem zu betrachten. Stellen Sie sich vor, Sie würden das alles zum ersten Mal erleben und es wäre ein Experiment. Sprechen Sie darüber, indem Sie die Zunge zwischen Unterkiefer und die Weichteile unterhalb der Unterlippe schieben. Sie sprechen dann wie »knödelig«. Was geschieht dann? Hilft Ihnen das, zu schmunzeln, ja sogar zu lachen?

Humor hilft Ihnen, Abstand zu gewinnen und lachen zu können. Probieren Sie es und umgeben Sie sich mit humorvollen Menschen, das färbt ab.

Wie kann man mit Konflikten besser fertigwerden?

Viele Menschen mit seelischen Problemen meinen, Konflikte könnten aus dem Leben verschwinden, wenn man nur geschickt genug mit ihnen umgeht. Konflikte sind aber in gewisser Weise das Salz in der Suppe unseres Lebens. Sie ermöglichen uns, dass wir wachsen, weil wir uns an anderen reiben.

Wenn wir Konflikte als zum Leben gehörig akzeptieren, verlieren sie einen Teil ihrer Schrecken.

Konfliktfähigkeit kann aber auch übertrieben werden, indem man einen Menschen für besonders reif hält, der sich dauernd in Konflikte stürzt und wenig verhandlungsbereit ist. Diese Ansicht gehört ins Archiv, wie so vieles andere auch. Das andere Extrem: Besonders Frauen hatten lange Zeit einen Hang zum Harmonisieren, der jeden Konflikt unter den Teppich kehrte. Auch das ist hier nicht gemeint.

Es ist wichtig, dass wir bereit sind, mit uns selbst und mit anderen immer wieder in Verhandlung zu gehen. Am meisten helfen uns dabei Interesse und Neugier. Wenn wir interessiert daran sind, warum andere Menschen – und wir selbst – sind, wie sie sind, warum sie denken und handeln, wie sie handeln, dann wird aus einem Konflikt häufig etwas sehr Spannendes, das uns hilft, neue Entdeckungen zu machen.

Resiliente Menschen akzeptieren, dass es Konflikte gibt, sie sind bereit, Lösungen zu finden, sind in der Lage nachzugeben und wissen, wann es besser ist aufzuhören und wegzugehen.

Humor ist ebenfalls eine große Hilfe im Umgang mit Konflikten.

INNEHALTEN

Untersuchen Sie die letzten Tage nach Konflikten. Wie sind Sie damit umgegangen? Haben Sie sie begrüßt als Gelegenheit zum Wachstum? Haben Sie sich innerlich dagegen aufgelehnt? Haben Sie sich geduckt und angepasst? Haben Sie Ihrer Wut Luft gemacht? Waren Sie bereit zu verhandeln? Mit sich und mit dem Konfliktpartner?

Wie wäre es, wenn Sie jetzt den ersten Schritt tun würden, indem Sie sich vorstellen, dass Sie klar sind, freundlich und bestimmt Ihre Meinung vertreten und dennoch auch den anderen gelten lassen? Wie fühlen Sie sich damit, sich das vorzustellen?

Wie kann man loslassen und abschiedlich leben?

Loslassen kann man nur Dinge, die man zuvor in der Hand hatte. Loslassen ist ein Modebegriff geworden, der allenthalben empfohlen wird. Dabei wird häufig übersehen, dass manche Menschen einfach deshalb nicht loslassen können, weil sie mit leeren Händen dastehen und fast immer dastanden.

Es geht also darum, erst einmal festzustellen: Was will ich, was brauche ich, was hatte ich noch nie und wie kann ich es erhalten?

Grade beim Loslassen habe ich erfahren, dass andere wohlmeinende Menschen es oft vorschnell empfehlen, ohne zu begreifen, dass der Mensch, der noch festhält, vielleicht noch etwas zu erledigen hat, was man als außenstehender Mensch gar nicht wissen und einschätzen kann.

Loslassen sollte man dann üben, wenn man bemerkt, dass man Dinge oder Menschen auch dann noch festhält, wenn das Festhalten einem Schmerzen seelischer oder körperlicher Art bereitet.

Loslassen kann man nach meiner Erfahrung nicht »machen«, aber man kann auch hier Bedingungen gestalten, die es erleichtern. Dazu gehört, dass man sich in Vertrauen übt. Je mehr wir vertrauen, desto eher können wir loslassen. Ich meine hier Vertrauen ins Leben. Vertrauen, dass das Leben als Ganzes sinnvoll ist, und wir es gestalten können. Erinnern Sie sich an Antonowskys Kohärenzsinn. Wenn Sie sich davon mehr und mehr überzeugen, werden Sie weniger ängstlich sein, etwas oder jemanden loszulassen.

Stärken Sie Ihr Mitgefühl mit sich selbst. Auch das ist eine Voraussetzung, um nicht an Dingen und Menschen festzuhalten, weil man glaubt, ohne sie verzweifeln zu müssen. Anerkennen Sie, dass etwas für Sie schmerzlich ist und stellen Sie sich vor wie Sie sich selbst umarmen und ihren Schmerz nicht mehr wegschieben. Nach und nach macht Sie das sicherer und Sie werden sich mehr Ihres Wertes bewusst.

Sie merken, *Loslassenkönnen hat viele Voraussetzungen*. Beschäftigen Sie sich mit den dazugehörigen Abschnitten in diesem Buch, irgendwann wird Ihnen Loslassen leichter werden.

Wenn Sie es häufiger tun, mag es zusätzlich leichter gelingen.

Meine Patientinnen und Patienten haben regelmäßig, wenn es darum ging, Abschied zu nehmen, Hermann Hesses Gedicht »Stufen« mitgebracht. »Nimm Abschied und gesunde«, heißt es da.

Viele Menschen fürchten sich vor Abschieden und übersehen, dass es die Abschiede sind, die ihnen Neues bringen. Wenn wir Abschied nehmen, gehört der Neubeginn ebenso dazu.

INNEHALTEN

Betrachten Sie die Jahreszeiten, nehmen Sie bewusst wahr, wie sich in der Natur alles dauernd wandelt und dass gerade dieser Wandel Schönheit hervorbringt.

Stellen Sie sich vor, wie ein Samen zu Boden fällt, also losgelassen wird, und wie es dann eine Weile so aussieht, als wäre »alles vorbei«, und wie es dann wieder Frühling wird und ein neues Blühen und Wachsen beginnt. Erlauben Sie sich, wenn Sie es so empfinden, die Trauer über die Vergänglichkeit.

Erinnern Sie sich an Situationen des Abschieds in Ihrem Leben? Fragen Sie sich, was Ihnen das Neue gebracht hat. Wie war das für Sie? Hat es Sie angeregt zu wachsen? Prüfen Sie, ob Sie manchmal auch so etwas wie freudige Erwartung gespürt haben auf das Neue trotz der Abschiede oder gar, ob Sie das Gefühl hatten, dass etwas, das Sie verließen, vollendet war.

Streben Sie an, Dinge zu vollenden, kleine wie große. Abschiednehmen und Loslassen werden leichter gelingen.

Wie kann man mit Trauer fertigwerden?

Auch Trauer und Trauern war ein häufiges Thema in meinen Therapien.

In unserer Kultur wird der Trauer zu wenig Raum gegeben. Wir reißen uns zu schnell zusammen, wollen nicht zeigen, wenn wir über einen Verlust Schmerz empfinden.

Vor Jahren sah ich den sehr ergreifenden Film »Die Geschichte vom weinenden Kamel«. Da wurde mir klar, wie sehr es etwas zutiefst in unsere Natur Eingeschriebenes ist, dass wir trauern können und dass wir das wohl mit unseren Schwestern und Brüdern den Säugetieren gemeinsam haben: trauern können. Falls Sie die Geschichte nicht kennen: Es geht um eine Kamelmutter, die eine sehr schwere Geburt hat und danach ihr Junges ablehnt. Schließlich wird sie erst mit einem Instrument »bespielt« – ein Saiteninstrument wird ihr auf den Bauch gebunden und der Wind erzeugt auf dem Instrument Klänge. Und dann wird die Kamelmutter mit einem wunderbaren klagenden Gesang

»besungen«, bis sie zu weinen beginnt. Nachdem sie geweint hat, kann sie ihr Junges endlich an sich heranlassen.

Wenn Sie Gelegenheit haben, diesen Film anzusehen, sollten Sie es tun. Er ist auch deshalb sehenswert, weil er die Einfachheit und tiefe Naturverbundenheit der Menschen, zu denen das Kamel gehört – in der Mongolei –, zeigt. Wir könnten viel von ihnen lernen.

Musik, die uns hilft, unsere Emotionen stärker zu fühlen, kann uns »zu Tränen rühren« und das ist manchmal sehr gut. Wenn die Tränen endlich fließen können, wird es uns meist leichter ums Herz.

Tränen haben oft auch etwas Befreiendes.

Aber über lange Zeit ausschließlich in der Trauer zu versinken, ist damit nicht gemeint.

Viele meiner Patientinnen und Patienten empfanden es als Hilfe, wenn wir ihnen vorschlugen, Zeiten des Trauerns am Tag einzuplanen und dann auch wieder zu anderen Dingen überzugehen. Manche konnten dann gerade dadurch merken, dass sie noch nie »richtig« der Trauer Raum gegeben haben und dass sie dem Trauern dauernd ausweichen. Dennoch kommen sie nicht los von ihr. *Daher empfehle ich, sich mit der Trauer ausreichend, aber nicht andauernd zu beschäftigen.*

Nach schweren Verlusten wie z.B. denen von nahestehenden Menschen ist es notwendig, nämlich Not wendend, sich Zeit zu lassen, früher galt das Trauerjahr. Mir scheint, das ist immer noch eine gute Orientierung.

Erlauben Sie sich auch Ihre persönlichen Trauerrituale. Früher trug man z.B. Schwarz. Das war ein Erkennungszeichen, da ist jemand in Trauer und es wirkt wie ein Schutz. Mag sein, dass das überholt ist, aber vielleicht sollten Sie die für Sie stimmige Form finden, Ihrer Trauer Ausdruck zu verleihen.

Auch wenn Sie das Gefühl haben, jetzt ist genug getrauert, kann es helfen, ein Ritual zu machen. Verbunden mit Loslassen all dessen, was Sie noch bindet.

Wenn wir uns nicht ausreichend Zeit zum Trauern lassen, wird das Loslassen ebenfalls erschwert. Andererseits ist Trauern ein Prozess des Loslassens.

Der erste Schritt ist anzuerkennen, dass Grund zur Trauer und zum Traurigsein besteht.

Dabei hilft Ihnen Achtsamkeit und Mitgefühl mit sich selbst.

INNEHALTEN

Erinnern Sie sich an eine Verlustsituation in Ihrem Leben. Wie haben Sie sie gemeistert? Konnten Sie weinen? Konnten Sie Ihren Schmerz ausdrücken? Hatten Sie hilfreiche Menschen um sich, von denen Sie sich gehalten fühlten?

Stellen Sie sich vor, dass Sie sich jetzt selbst in den Arm nehmen, Sie, die Person von heute, nehmen Ihr jüngeres trauerndes Ich in den Arm. Wie wirkt sich das auf Sie aus?

Wie kann man Klagen in Wünsche verwandeln?

Für alle Arten seelischer wie körperlicher Schmerzen ist es wichtig, dass sie anerkannt werden. Deshalb empfehle ich, dass Sie Ihre Klagen und Schmerzen, Ihren Kummer aufschreiben und dann ähnlich wie die Klagemauer der Juden in Jerusalem einen Ort finden, an den Sie Ihre Klagen bringen können und Sie dort lassen. Vielleicht könnten Sie sich dafür einen Extraplatz in der Wohnung schaffen oder einen Baum, unter dessen Wurzeln Sie Ihren Zettel vergraben können, oder einen Bach, in den Sie ihn werfen könnten. Es wird Ihnen sicher etwas einfallen.

Wenn es Ihnen möglich ist, stellen Sie Ihre Klagen und Schmerzen einem größeren Wollen anheim.

Verwandeln Sie dann als Nächstes alle Klagen in Wünsche, denn hinter jeder Klage ist auch ein Wunsch verborgen. Das heißt, schreiben Sie jetzt alle Wünsche auf, die sich hinter Ihren Klagen verstecken. Lesen Sie sich Ihre Wünsche vier Wochen jeden Tag einmal vor. Dann lassen Sie los, vielleicht auch wieder mit einem Ritual, und beobachten Sie, was geschieht.

INNEHALTEN
Wie wirkt sich dieses Ritual auf Sie aus? Falls es Ihnen wohltut, wiederholen Sie es, wann immer es Ihnen sinnvoll erscheint.

Wie kann man das Selbstwertgefühl verbessern?

Wohl die meisten Menschen mit psychischen Problemen leiden an einem schlechten Selbstwertgefühl. Daher ist es sinnvoll, der Entwicklung von Selbstwertgefühl Priorität einzuräumen.

Zunächst ist es mir wichtig, Ihnen zu sagen, dass Sie Ihren Wert nicht beweisen müssen. Sie sind wertvoll, weil Sie sind. Solange Sie versuchen, Ihren Wert über Leistung zu bestimmen, werden Sie es schwer haben, wirklich dauerhaft ein gutes Selbstwertgefühl zu entwickeln. Damit ist nicht gemeint, dass es ein Fehler ist, wenn Sie gerne gute Leistungen erbringen, es geht nur darum, dass aus guten Leistungen kein echtes Selbstwertgefühl entspringt, sondern vor allem aus dem Gefühl, dass das Leben uns gewollt hat, sonst wären wir nicht da.

Wenn Sie diesen Schritt gedanklich nachvollzogen haben, können Sie sich in einem nächsten Schritt damit beschäftigen, dass es in Ihnen, grade wenn Sie es im Leben schwer hatten, einen starken Willen, da zu sein, geben muss, und auch ihn können Sie als »Beweis« für Ihren Wert heranziehen.

Abgelehnte Menschen identifizieren sich mit der Meinung ihrer nahen Bezugspersonen, unerwünscht zu sein, und lehnen sich deshalb ab. Solange Sie das tun, kann sich Ihr Selbstwertgefühl nicht verbessern.

Neuere Forschung hat gezeigt, dass Mitgefühl mit sich selbst zu mehr innerer Ausgeglichenheit führt als die Bemühung um Selbstwert. Denn beim Selbstwert entsteht leicht eine Situation des Vergleichens und Konkurrierens mit Anderen.

Prüfen Sie, ob regelmäßige Übungen in Mitgefühl mit sich selbst, wenn Sie sich unglücklich, klein und überfordert fühlen, dazu führen, dass Sie sich wie von selbst für wertvoll(er) halten, dann wären die Selbstmitgefühlsübungen möglicherweise eine gute Übung.

ÜBUNG

Der erste wichtigste Schritt ist in diesem Fall, sich selbst immer wieder willkommen zu heißen.

Sie können sich z.B. vorstellen, dass Sie grade eben auf die Welt gekommen wären, und machen dann in der Vorstellung und – noch besser – konkret ein Freude- und Dankesfest für Ihr Dasein.

Patientinnen und Patienten, die sich auf diese Übung einließen, fühlten bald eine Verbesserung ihres Selbstwertgefühls.

Es empfiehlt sich auch, dass Sie Ihre »Fehler« einmal als Stärken betrachten.

In meiner Therapiegruppe haben wir folgendes Gute im Schlechten gefunden:

Ungeduld = Schnelligkeit, Effizienz, Energie;
Dominanz = Führungsqualität, Durchsetzungsfähigkeit;
Empfindlichkeit = die Fähigkeit, einfühlsam mit sich und der Welt umzugehen;
»bollerig« sein = die Fähigkeit, authentisch zu sein, nein sagen zu können und sich abzugrenzen;
Ängstlichkeit und Misstrauen = Vorsicht;
Unentschlossenheit = große Offenheit für viele Möglichkeiten;
Abhängigkeit = Nähe herstellen können, Bindungsfähigkeit;
Dünnhäutigkeit = die Fähigkeit anzuerkennen, dass man Schutz braucht und sich zu schützen sucht;
Überkritisch sein = die Fähigkeit, genau hinzusehen;
Unbequem sein = die Fähigkeit, nicht einfach mitzumachen, nein zu sagen, autonom zu sein;
ausufernd sein = die Fähigkeit, gründlich zu sein, sich mit vielem zu verbinden, Fülle zu leben.

Wer entscheidet, ob etwas ein Fehler oder eine Fähigkeit ist? Wer entscheidet, wie Sie etwas verwenden?

Was kann helfen, um Grenzen besser ziehen zu können?

Wenn man sich selbst nicht für wertvoll hält, fällt es einem meist auch schwer, Grenzen zu ziehen, weil man meint, alle anderen seien wertvoller als man selbst und hätten deshalb ein Recht, alles zu tun, was sie wollen.

Daher bitte ich Sie zuerst, machen Sie sich klar, dass wir alle gleich viel wert sind. Wir sind, wenn Sie so wollen, alle Gotteskinder, Kinder des Lebens, Buddhas oder wie auch immer Sie das nennen wollen.

Solange Sie sich für weniger wichtig und wert erachten als andere, dürfte es nicht gerade leicht sein, Grenzen zu ziehen. Das eine geht mit dem anderen einher. Eins verstärkt aber auch das andere.

Am hilfreichsten habe ich in meiner Arbeit die bereits beschriebene Übung von Phyllis Krystal erfahren, bei der es darum geht, sich vorzustellen, dass man innerhalb eines Lichtkreises steht, der einen schützt und abgrenzt. Alle anderen haben ebenfalls diesen Kreis als Schutz. Das heißt, wir müssen uns nicht dauernd anstrengen für die anderen, denn die sind genauso geschützt wie wir selbst und weil das so ist, schaden wir ihnen auch nicht, wenn wir Grenzen ziehen. Das ist nämlich eine der Hauptbefürchtungen von Menschen, die schlecht Grenzen ziehen können. Sie rechnen dauernd damit, dass sie anderen durchs Grenzen-Ziehen wehtun. Warum sollte es anderen wehtun, wenn wir *freundlich* Grenzen ziehen? Es mag ihnen nicht immer in den Kram passen, weil sie andere Erwartungen haben, aber Wehtun finde ich an solchen Stellen meist übertrieben. Hier kann auch wieder das oben beschriebene Disputieren mit sich selbst hilfreich sein. Fragen Sie sich gelegentlich, »Ist das wirklich wirklich so?«, wenn Sie wieder einmal denken, Sie dürften etwas nicht tun, weil Sie damit dem anderen wehtun. Vielleicht wäre es sogar eine Chance für Sie beide, wenn Sie einmal eine Grenze ziehen würden. Prüfen Sie auch Ihre Gefühle so aufrichtig, wie Sie können. Die meisten Menschen, die schlecht Grenzen ziehen, sind mehr oder weniger verbittert darüber, dass sie sich dauernd von anderen ausgenutzt fühlen. Denken Sie, dass das eine gute

Basis des Zusammenlebens darstellt, wenn sie bei genauer Betrachtung innerlich zähneknirschend Dinge tun, weil Sie sich fürchten, sich abzugrenzen? Viele haben auch allzu viel Angst, den anderen zu verlieren, und lassen es zu selten darauf ankommen, vielleicht gerade doch angenommen zu werden.

Hier ist die Frage, wie kann ich meinen inneren kindlichen Anteilen helfen, angebrachter als nicht nein zu sagen. Vielleicht bringen Sie sich so um die schöne Erfahrung, doch angenommen zu sein, wenn Sie nie nein sagen.

Es gehört also etwas *Mut* dazu, den ersten Schritt zu tun und sich klar zu machen, dass man erwachsen ist und – zur Not – auch alleine klarkäme.

Hilfreich ist für mich eine andere Erfahrung: Verbunden sind wir ohnehin, dafür müssen wir uns gar nicht anstrengen. Die spezifisch menschliche Erfahrung ist das Getrenntsein, das uns dann umso mehr Verbundenheit schätzen lässt. Wenn es gelingt, mehr zu schätzen, getrennt zu sein, quasi als eine Aufgabe, die wir uns als Menschen gestellt haben, mag es auch leichter sein, Grenzen zu ziehen und das dazugehörige Nein zu sagen.

INNEHALTEN

Erinnern sie sich an Situationen, in denen es Ihnen möglich war, eine Grenze zu ziehen. Was hat es Ihnen ermöglicht? Was war anders als in den Situationen, in denen Sie sich nicht trauen? Könnten Sie aus diesen Situationen lernen und etwas übertragen? Versuchen Sie es, den ersten Schritt haben Sie schon gemacht. Verändert sich etwas, wenn Sie sich darüber hinaus probeweise darauf einlassen, sich vorzustellen, dass zum »Experiment Erde« die Erfahrung von Getrenntsein gehört?

Wie kann man mit Schmerzen umgehen?

Menschen, die viel Belastendes erlebt haben, insbesondere wenn es Misshandlung u. Ä. war, leiden oft stark unter Schmerzen. (Schmerzen haben natürlich auch noch andere Ursachen.) Der Körper erinnert sich oft besser als der Geist, dem es gelingt, sich leichter abzulenken.

Vertrauen Sie Ihrem Körper, glauben Sie ihm. Der Körper lügt nicht. Allerdings kann sich das Schmerzgedächtnis leicht verselbstständigen. Von daher kann es auch einmal sinnvoll sein, eine Schmerztablette zu nehmen, wenn man Schmerzen hat, und zwar frühzeitig, um zu verhindern, dass sich Schmerzen ins Gedächtnis eingraben.

Befreien Sie sich von Einstellungen wie »das bilde ich mir nur ein«, wenn Sie Schmerzen haben.

Günstiger ist es, sich zu fragen: »Zu wem in mir gehört dieser Schmerz?« Gehört dieser Schmerz vielleicht zu einem meiner »jüngeren Ichs«, die auf sich aufmerksam machen möchten?

Arbeiten Sie dann mit diesem jüngeren Ich, wie weiter unten beschrieben.

Damit anerkennen Sie, dass Ihr Schmerz einen Sinn hat, und hören auf, gegen sich zu kämpfen. Allein das kann schon eine Erleichterung bewirken.

Manchen Menschen hilft es auch, wenn Sie sich bewusst Zeit für ihren Schmerz nehmen – eine Schmerzsprechstunde sozusagen.

INNEHALTEN

Beobachten Sie genau, in welchen Situationen Ihre Schmerzen auftreten bzw. schwächer oder stärker werden. Hat das etwas mit seelischen Belastungen zu tun?

Oder treten die Schmerzen völlig unabhängig von

Gefühlen auf? Was denken Sie, bevor Sie merken, dass Sie Schmerzen haben? Gibt es da Zusammenhänge etwa mit Erwartungsgedanken?

Konzentrieren Sie sich immer wieder einmal auf die Bereiche Ihres Körpers, die sich schmerzfrei, vielleicht sogar wohlfühlen. Was für Auswirkungen hat das auf Ihr allgemeines Befinden? Verändert sich dadurch etwas?

Wie kann man dem »inneren Kind« helfen?

Fast alle der bisher beschriebenen Schwierigkeiten haben mit dem »inneren Kind« zu tun. Deshalb will ich hier noch einiges zum Umgang mit ihm sagen.

Wenn wir als Kinder verletzt wurden und Schlimmeres, dann lebt in uns das Kind weiter, dem das widerfahren ist. Es ist, als ob es darauf warten würde, dass endlich einmal der Tag kommt, an dem wir uns um es kümmern, an dem alles »gut« wird.

Wir Menschen brauchen abgeschlossene Handlungen mit einem guten Ende. Unsere kindlichen Anteile in uns noch viel mehr.

Wenn Sie im großen Ganzen eine gute Kindheit hatten und nur die eine oder andere neurotische Macke haben, wird es Ihnen nicht schwerfallen, sich das Kind, das Sie waren, vorzustellen und freundlich mit ihm zu sprechen. Sie können ihm dann erklären, dass Sie es verstehen, lieb haben, für es da sind. Sehr helfen kann eine Imagination, die ich andernorts mehrfach beschrieben habe: Bringen Sie Ihr Kind – häufiger wohl Ihre inneren Kinder – an einen imaginierten, sicheren Ort, wo es sich ganz und gar geborgen fühlen kann.

Dieses Bild hat schon sehr vielen Menschen geholfen.

Wenn Sie eine schwere Kindheit hatten, kann es sein, dass Sie es nicht so leicht haben, diese Imagination überhaupt Gestalt werden zu lassen. Seien Sie freundlich und geduldig mit sich. Suchen Sie eventuell Hilfe, um diese Imagination zu entwickeln und die Hindernisse zu überwinden.

Wenn möglich, sollten Sie damit beginnen, sich erst einmal an Situationen aus Ihrer Kindheit zu erinnern, in denen Sie sich glücklich gefühlt haben. Nehmen Sie Kontakt zu dem inspirierten Kind in sich auf. Später ist es dann leichter, auch dem unglücklichen Kind in Ihnen zu begegnen.

Das Kind – meist eher die kindlichen Anteile – in uns braucht Geduld und freundliche zuverlässige Zuwendung. Viele Menschen machen sich nicht genügend klar, dass das eine Lebensaufgabe sein kann.

Es ist wie mit dem Fuchs und dem Kleinen Prinzen von Saint-Exupéry. Jeden Tag zur selben Stunde sollte der Kleine Prinz wiederkommen, so dass sich der Fuchs mit ihm vertraut machen konnte. Helfen Sie Ihrem inneren Kind, sich mit Ihnen vertraut zu machen, dadurch dass Sie beständig und zuverlässig sind. Es wird es Ihnen danken.

Und Sie werden fähig werden, immer mehr in Kontakt mit Ihren Kompetenzen zu kommen. Das ist letzten Endes Resilienz.

Ich wünsche Ihnen Freude auf Ihrem Weg.

Zum Schluss und zum Dank

Es war in Lindau nach meiner Vorlesung über posttraumatische Belastungsstörungen während der dortigen Psychotherapiewochen 2003, als Dr. Karin Walter vom Verlag Herder mich zu diesem Buch eingeladen hat. Dafür und für die Begleitung und Ermutigung beim Schreiben habe ich zu danken. Dieses Buch zu schreiben war mir eine große Freude. Es hat mich inspiriert und angeregt, mich vertieft mit den in der Psychotherapie damals stark vernachlässigten Gebieten der Resilienz und des Flow zu befassen.

Ich habe damals immer wieder erlebt, wie erfrischend und belebend es ist, sich intensiv mit etwas zu befassen. Wie angenehm es ist, Neues zu lernen und zu entdecken. Daher möchte ich allen Leserinnen und Lesern Mut machen, immer wieder den ersten Schritt in Neuland zu tun. Neues tun und offen für neue Erfahrungen sein ist Resilienz fördernd.

Nicht zuletzt deshalb, weil ich in den Jahren viel Neues gelernt habe, habe ich dieses Büchlein gründlich durchgesehen und dort, wo es mir erforderlich schien, ergänzt. Es ist zu meiner Verwunderung aber nicht allzu viel geworden. Wie es scheint, geht es in diesem Buch um viele Themen, die über die Zeit hinweg Gültigkeit haben.

Bücher wie dieses nähren sich aus einem ganzen Leben.

Die Erfahrungen meines Lebens sind vielleicht eine Anregung und ein Ansporn für Sie, das würde mich freuen, aber sie können Ihnen Ihre nicht ersetzen. Darum bitte ich Sie, tun Sie immer wieder erste Schritte hin zu neuen Erfahrungen und überprüfen Sie Ihre bisherigen. Wenn sie sich als stimmig erweisen, behalten Sie sie bei, wenn nicht, suchen Sie nach neuen Wegen.

Dank gebührt sehr vielen Menschen, denen ich persönlich begegnet bin und die mich zu diesen Gedanken angeregt haben, aber auch all denen, die mich durch ihre Bücher inspiriert haben.

Ich war jahrzehntelang einverstanden damit, mich mit Krankheit und den Auslösebedingungen für Krankheit zufrieden zu geben. Die Entdeckung von Ressourcen und Resilienz waren für mich das Tor zu einer neuen Welt. Seit dem ersten Erscheinen dieses Büchleins hat sich die Ressourcenorientierung mehr durchgesetzt. Leider wird sie inzwischen zur Selbstoptimierung missbraucht, indem manche suggerieren, dass, wenn man sich stets an ihnen orientiert, alles bewältigt werden kann. Ressourcenorientierung wird auch zur Rechtfertigung neoliberaler ausbeuterischer Strategien benutzt und so Solidarität und Gerechtigkeit untergraben.

Die Arbeit an uns selbst ist das eine, Kritik an sozialer Ungerechtigkeit und auch Empörung darüber ist das andere, und aus meiner Sicht unverzichtbar. So wurde vor einiger Zeit Stéphane Hessel mit seinem Büchlein »Empört Euch« für mich wichtig.

Trotz allem ist es eine große Bereicherung für mich, gelernt zu haben, dass die Erforschung der uns glücklich machenden Dinge mindestens so spannend ist wie die derer, die uns unglücklich machen. Dazu gehören für mich u. a. Gedichte.

In den Jahren seit 2003 habe ich mich neben diesem Buch mit vielem anderem beschäftigt, das sich auch hier auswirkt, vor allem mit Johann Sebastian Bachs Kantaten. Sie sind eine Fundgrube für alle, die sich mit den Widersprüchen und Antinomien des Lebens auseinandersetzen wollen. Er hilft uns trauern, aber auch, uns zu freuen. Bach ist für mich wie ein Bruder, der mich begleitet, tröstet und ermutigt. Dafür bin ich dankbar.

Den Menschen, die »Die Geschichte von dem Kamel, das weinte« verfilmt haben, und den Freundinnen, die mich animiert haben, mir diesen Film anzusehen, gilt mein besonderer Dank.

All meinen Patientinnen und Patienten aus der Bielefelder Klinik sei gedankt für ihr Vertrauen. Und den vielen KollegInnen, denen ich seit dem Weggang aus der Klinik in Seminaren begegnet bin und mit denen ich arbeiten durfte, gebührt ebenfalls großer Dank.

Wie stets danke ich meiner Familie und meinem Freundeskreis für Unterstützung, Geduld und Inspiration. Ich bin dem Leben dankbar, dass ich getragen bin von ihnen allen.

Im Herbst 2015

Literatur

Byung Chul Han: Duft der Zeit. Bielefeld 2015

Mihály Csikszentmihályi: Flow im Beruf. Stuttgart 2004

Thich Nhat Hanh: Lächle deinem eigenen Herzen zu. Wege zu einem achtsamen Leben. Freiburg im Breisgau 2003

Jon Kabat-Zinn: Im Alltag Ruhe finden. Das umfassende Meditationsprogramm. Freiburg im Breisgau 2003

Verena Kast: Trotz allem Ich. Freiburg im Breisgau 2003

Stefan Klein: Die Glücksformel oder Wie die guten Gefühle entstehen. Reinbek 2002

Phyllis Krystal: Die inneren Fesseln sprengen. München 2003

Luise Reddemann: Imagination als heilsame Kraft. Stuttgart 2001/2014

Luise Reddemann: Begegnung mit dem inneren Kind. Hör-CD, Stuttgart 2004

Luise Reddemann: Überlebenskunst, Stuttgart 2013

Arthur Samuels u. Elisabeth Lukan: Im Einklang mit dem inneren Kind. Freiburg im Breisgau 2003

David Servan Schreiber: Die neue Medizin der Emotionen. München 2004

Susun Weed: HeilWeise, München 1990

Sylvia Wetzel: Achtsamkeit und Mitgefühl, Stuttgart 2014

Quellenhinweise

Rose Ausländer, Dornen, aus: Rose Ausländer, Und preise die kühlende Liebe der Luft. Gedichte 1983–1987. © S. Fischer Verlag GmbH, Frankfurt am Main 1987, S. 88

Hilde Domin, Bau mir ein Haus, aus: Hilde Domin, Gesammelte Gedichte, © S. Fischer Verlag GmbH, Frankfurt am Main 1987

Hilde Domin: Nicht müde werden, aus: Hilde Domin, Gesammelte Gedichte, © S. Fischer Verlag GmbH, Frankfurt am Main 1987

Mascha Kaléko, Sozusagen grundlos vergnügt, aus: Mascha Kaléko, In meinen Träumen läutet es Sturm, © 1977 dtv Verlagsgesellschaft, München

Sabine Naegele: Segensgebet aus: Du hast mein Dunkel geteilt. © 1984 Herder Verlag, Freiburg im Breisgau 2001 (Erstausgabe 1984)